Storytelling, una palestra per l'intelligenza Emotiva

Paula G. Eleta

Juan Moisés de la Serna

Tektime Editore

2021

"Storytelling, una palestra per l'intelligenza emotiva"
Scritto da Paula G. Eleta e Juan Moisés de la Serna
1a edizione: giugno 2021

Distribuito da Tektime
https://www.traduzionelibri.it

Indice

Prologo

Attraverso i secoli, le storie narrate hanno accompagnato la vita di donne e uomini di tutto il mondo, aiutandoli ad affrontare difficoltà e paure, fin dai primi anni della loro vita, a prescindere dal loro ceto sociale, culturale o dall'etnia di appartenenza. Infatti, la narrazione rappresenta un elemento generativo nelle società e della socialità.

Raccontare storie è dunque un supporto significativo non solo per la costruzione dell'identità personale ma anche dell'identità culturale. Inoltre, le storie offrono una varietà di significati per far fronte alla vita che aiuta le persone a distogliere lo sguardo dalla paura.

Questo accade perché, quando articoliamo un discorso narrativo, mettiamo in atto importanti meccanismi di riflessione: in molte situazioni si tratta di porre a confronto i nostri pensieri, al fine di esprimerli adeguatamente su aspetti a cui potremmo anche non aver pensato. Nei capitoli successivi si andrà ad approfondire il perché e il come mettere in relazione il racconto di storie con lo sviluppo dell'intelligenza emotiva.

Inoltre, vogliamo valorizzare lo storytelling come un'attività divertente ed allo stesso tempo uno strumento interessante in ambito comunicativo, educativo, formativo e terapeutico. Infatti, rappresenta anche una metodologia che inquadra emozioni, avvenimenti e/o fantasie e li spiega secondo una logica di senso.

Il racconto di storie facilita la partecipazione, in senso inclusivo, tramite la sperimentazione di più linguaggi espressivi che permettono di cogliere per contrasto e diversità i saperi, le competenze e le esigenze individuali e di gruppo sia di bambini e ragazzi, sia di adulti.

Un aspetto davvero interessante che vogliamo sottolineare di questa metodologia è la sua utilità nei contesti scolastici per incoraggiare la partecipazione critica e attiva nella comunicazione, permettendo agli allievi di riflettere, di pensare, in un clima stimolante che consente di fare esperienza del proprio modo di agire rispetto ai contenuti da apprendere.

Sostanzialmente, in questo volume intendiamo mettere in evidenza l'importanza di restituire tempo e spazio alla narrazione, perché essa rappresenta per gli umani un mezzo efficace per esprimere le proprie emozioni.

Per le sue caratteristiche, il racconto di storie si può realizzare in presenza e/o da remoto ma non si può improvvisare, infatti è fondamentale programmarlo con metodo, competenza e dedizione.

Infine, vogliamo far presente che questo testo, di carattere divulgativo, rappresenta la prima di una serie di pubblicazioni che andranno ad approfondire ulteriormente la tematica e i diversi ambiti di applicazione.

Un ringraziamento particolare alla collega Silvia Iaccarino per la revisione del testo.

Nota sugli Autori

Paula G. Eleta

Paula è nata a Buenos Aires, Argentina, e vive in Italia dal 1990.

Si è laureata in Sociologia presso l'Università di Buenos Aires, Facultad de Sociología e ha ottenuto il dottorato di ricerca in Sociologia e Politiche Sociali presso l'Università degli Studi di Bologna, Dipartimento di Sociologia.

Da più di 15 anni si occupa di formazione, di consulenza e di ideazione e gestione di interventi educativi complessi, di carattere innovativo. È docente universitario e collabora inoltre con diverse istituzioni e gruppi del settore pubblico e privato e del terzo settore (sia in Italia che all'estero) anche come Progettista Sociale.

Fra i temi di cui si occupa, intercultura/processi inclusivi, utilizzo dei linguaggi espressivi alternativi in ambito educativo e formativo (in particolare il teatro di figura e la narrazione), costruzione di reti di collaborazione (scuola - famiglia - comunità), gestione di processi partecipativi, continuità educativa e BES.

È stata invitata in Italia e all'estero per tenere conferenze, seminari ed interventi e ha pubblicato in Italia e all'estero. Ad oggi ha all'attivo 14 articoli pubblicati sulle principali riviste (educazione, cultura, welfare) e 6 libri pubblicati in diverse lingue.

Per maggiori informazioni sull'autrice: www.raconte.it

Juan Moisés de la Serna

Juan è Dottore in psicologia con un Master in Neuroscienze e Biologia Comportamentale. Docente universitario.

Oggi, la sua ricerca si concentra sui potenziali fattori che influenzano il COVID-19 e sulle complicazioni psicologiche e neurologiche a breve e lungo termine dopo l'infezione da SARS-CoV-2 negli esseri umani.

Secondo researchgate.net, è stato l'autore più letto in Spagna nel 2020.

Divulgatore scientifico con più di trenta libri pubblicati su argomenti di Psicologia e Neuroscienze compresi i temi di AD; P.S; TORCIA; ADHD; EQ; MSD; Hiq. Autore nel 2020 delle seguenti operere: Aspetti psicologici nei tempi della pandemia; Personale sanitario in tempi di pandemia. Una prospettiva psicologica.

Capitolo 1. Lo Storytelling

La narrazione è una pratica antica dell'umanità. Essa rappresenta un elemento generativo nelle società e della socialità.

Attraverso i secoli, le storie narrate hanno accompagnato la vita di donne e uomini di tutto il mondo, aiutandoli ad affrontare difficoltà e paure, fin dai primi anni della loro vita. Secondo una recente ricerca sono le storie a renderci umani, poiché il linguaggio si sarebbe evoluto principalmente per consentire lo scambio di "informazioni sociali"1.

Vi sono molti esempi che possiamo rintracciare nel corso della storia, in cui i più grandi saggi e studiosi erano anche grandi narratori: coloro che oggi sarebbero chiamati "comunicatori". In altre parole, come umani ci sviluppiamo socialmente attraverso storie, che danno forma al nostro cervello e ci aiutano ad integrare meglio le informazioni dall'esterno.

In tante ricerche è stato osservato come i bambini hanno una predilezione per il volto umano contro qualsiasi

---

[1] Dunbar, R., Barrett, L., Lycett, J. (2012). *L'evoluzione del cervello sociale*. Torino: Espress

altro oggetto che appare loro. Osservare il volto serve non solo per identificare la persona ma anche per riconoscere le sue emozioni, poiché attraverso le varie espressioni del viso siamo in grado di interpretare ciò che prova in quel momento.

Lo sviluppo del linguaggio avviene in seguito, con l'accrescimento delle strutture grammaticali del linguaggio stesso e l'apprendimento è favorito da brevi narrazioni. Le prime storie hanno una struttura semplice che ci aiuta a maturare idee ed emozioni, nonché ad accettare la nozione di tempo, cioè a comprendere che alcune cose accadono prima e altre dopo.

I primi approcci alla conoscenza ci accompagnano per il resto della vita e i grandi oratori e i bravi maestri restano impressi nella nostra memoria. I loro racconti, reali o fittizi, forniscono una guida per nuove scoperte, per nuove emozioni ... che progrediscono proprio fin dove l'oratore vuole arrivare.

La narrazione è sempre stata abbinata ad un tempo e ad uno spazio peculiare, che ha reso l'atto narrativo un momento speciale in grado di aiutarci a dare risposte a molte delle nostre domande, nonché a dare senso alla nostra esistenza.

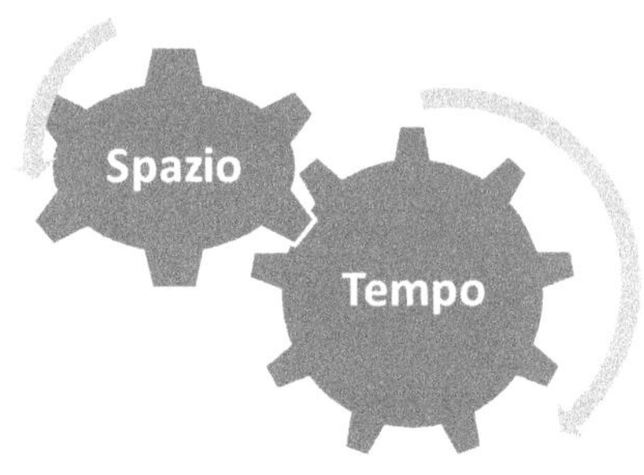

Oggi le nostre vite sono segnate dalla fretta e dalla velocità. Stephen Bertman (Cfr. Bertman, 1998) per spiegare il nostro stile di vita, ha coniato le espressioni «cultura dell'adesso» e «cultura della fretta». Tali espressioni aiutano a comprendere la natura della condizione umana nella "modernità liquida", dove il significato del tempo viene rinegoziato (Cfr. Bauman, 2002).

Senza entrare in questo affascinante tema, vogliamo limitarci ad indicare che oggi il tempo libero è "sfuggente" e lo spazio di condivisione e di ascolto dell'altro si assottiglia sempre di più.

Tuttavia c'è sempre tempo per una buona storia! La narrazione continua ad offrici momenti di grande emozione, ci incanta e ci consente di rallentare. Si tratta di un momento "speciale" dove si creano legami fra l'ordinario e l'eccezionale, fra la realtà e la fantasia.

Infatti, tutti raccontiamo storie (in forma individuale o collettiva) e con esse ci raccontiamo, chi meglio e chi meno bene. Descriviamo/favoleggiamo la nostra vita, le nostre emozioni e anche ciò che vorremmo fare, essere o diventare.

Si narra intorno al fuoco, davanti al cielo stellato, al buio, in macchina, in aula. Lo facciamo in presenza, a voce, per iscritto, tramite immagini; sui social media, nel web (in diretta, in differita, etc). Utilizziamo Instagram, FB, Linked-In, Tik-tok, YouTube, siti d'incontro, etc.

Sulla base di quanto esplicitato, va notato che qui vogliamo mettere in evidenza l'importanza di restituire tempo e spazio alla narrazione, perché essa rappresenta per gli uomini uno mezzo efficace di esprimere le proprie emozioni.

In definitiva il discorso che trasmettiamo è sempre colmo di emozioni. In altre parole, amiamo, desideriamo, odiamo o siamo indifferenti a situazioni o persone ed è per questo che ci esprimiamo, trasformando così il discorso in qualcosa di più di una semplice descrizione dei fatti, arricchendolo e dandogli "colore" e contenuto emotivo.

Sono questi dialoghi esterni e "interni" che determineranno ampiamente la nostra motivazione, vale a dire, il motore che ci porterà ad agire in un certo modo, per ottenere ciò che ci piace o allontanarci da ciò che non ci piace, e tutto in base a ciò che "ci raccontiamo". Ad esempio, se la nostra narrativa è negativa sulle nostre capacità, di tipo depressivo, nonostante i buoni "propositi" per raggiungere una meta, non ci proveremo nemmeno.

Dall'altra parte, le storie offrono una varietà di significati per far fronte alla vita, in grado di aiutare le persone a distogliere lo sguardo dalla paura. Infatti, il tempo e lo spazio narrativo possono offrire agli individui nuove occasioni di espressione di sé, di incontro con l'altro, di apertura verso il nuovo, dove i pregiudizi si possono smorzare e i conflitti/malintesi si possono risolvere.

L'intelligenza emotiva dà alla persona la capacità di modificare il proprio discorso interiore su ciò che è accaduto, sta accadendo o accadrà, in un modo che ci rende più facile accettare le situazioni che si verificano, soprattutto quando il risultato non dipende da noi.

Come si evidenzierà più avanti, una persona con una intelligenza emotiva sviluppata sarà in grado di superare più facilmente i traumi sperimentati, anche grazie al ricorso alla terapia, la quale può agire sulla modifica del dialogo "interno" rispetto ai fatti accaduti (situazioni che hanno messo in pericolo la persona) e che possono influenzare la sua vita in forma significativa. Grazie a questa ristrutturazione del discorso interno la persona può condurre una vita "più normale", superando situazioni traumatiche.

Questo accade perché quando articoliamo un discorso narrativo, mettiamo in atto importanti meccanismi di riflessione, poiché in molte situazioni si tratta di mettere a confronto i nostri pensieri, al fine di esprimerli adeguatamente su aspetti a cui potremmo anche non aver pensato.

Per esempio, se qualcuno ci chiede qual è la nostra posizione riguardo il conflitto arabo-israeliano, fino ad allora potremmo non esserci fermati a riflettere su di esso, oppure non avere una posizione chiara. Tuttavia, quando rispondiamo prendiamo una posizione e tale risposta determinerà successivamente le decisioni future al riguardo, perché la maggior parte delle volte si predilige il mantenimento di una certa coerenza interna. Quindi, se abbiamo detto che siamo d'accordo con la politica di Israele nel caso degli insediamenti, probabilmente applaudiamo ai tentativi di pace che si stanno verificando al riguardo; contrariamente, se crediamo che la causa della Palestina abbia una base storica, sosterremo quei movimenti che cercano di liberare i palestinesi dall'occupazione. Tutto dipende, in parte, da una decisione in un determinato momento generato da una narrazione interna che governerà il nostro comportamento futuro.

Di fatto lo storytelling è un mezzo tramite il quale cerchiamo di mettere in ordine e di dare un senso ai nostri pensieri, alle nostre esperienze quotidiane, alle nostre storie e memorie.

È ormai chiaro che la narrazione non è di competenza esclusiva di scrittori professionisti (romanzieri, storici, giornalisti). Sono tante le modalità narrative per raffigurare eventi reali o fittizi, attraverso metafore, parole, immagini, suoni, canzoni. Questa attività trova riscontro non solo in tante antiche testimonianze dell'uomo ma anche nella comunicazione quotidiana odierna.

Inoltre, va notato che di fronte a situazioni incerte, inaspettate, le storie possono offrire speranze, possono dare un senso agli avvenimenti, oppure semplicemente far scaturire curiosità. Come afferma Storr, i narratori "creano momento di cambiamento inaspettato che catturano l'attenzione dei loro personaggi e, di riflesso, quella del lettore e dello spettatore". "Gli uomini hanno una sete di conoscenza insaziabile. I narratori sanno fare leva proprio su questi istinti creando dei mondi, ma guardandosi bene di rivelare al lettore quello che c'è da sapere". (Storr, 2020, p. 3 e p. 7)

L'interesse per una storia altrui può aumentare soprattutto in momenti di cambiamento nelle nostre vite. Poiché lo storytelling si nutre del capitale narrativo, del vissuto personale e o di gruppo e, di conseguenza, rappresenta uno strumento valido per costruire spazi trasformativi e anche di comunicazione efficaci, carichi di senso, emozioni e fantasia!

Finora abbiamo parlato di "emozione" ma non abbiamo ancora definito cosa intendiamo per questo concetto. Nel prossimo capitolo verranno delineate le sue caratteristiche così come si approfondirà sul perché è così importante dare spazio alle emozioni.

RIFERIMENTI BIBLIOGRAFICI

Bauman, Z. (2002). Modernità liquida. Laterza: Roma.

Bettelheim, B. (2003). Il mondo incantato. Uso, importanza e significati psicoanalitici delle fiabe. Milano: Feltrinelli.

Bruner, J. (1988). La mente a più dimensioni. Roma: Laterza.

Bertman, S. (1998). Hyperculture. The Human Cost of Speed. Westport, Conn: Praeger.

Bondioli, A. (2000). Gioco e educazione. Milano: Franco Angeli.

Dunbar, R., Barrett, L., Lycett, J. (2012). L'evoluzione del cervello sociale. Torino: Espress

Eleta, P.G. e Henderson, P. (2013). Il giovane Watson e la spada del guerriero. Ed. Amazon - Kindle Edition e in versione cartacea: Milano.

Fabbroni, F. e Faeti, A. (1983). Il lettore ostinato. Firenze: La Nuova Italia.

Levorato, M.C. (2000). Le emozioni della lettura. Bologna: Il Mulino.

Merletti, V.R. (1998). Raccontar storie. Milano: Mondadori

Mingoia, E. (1997). Nel mondo delle fiabe. Roma: Nuova

Era.

Smorti, A. (1994). Il pensiero narrativo. Costruzione di storie e sviluppo della persona. Firenze: Giunti.

Storr, W. (2020). La scienza dello storytelling. Come le storie incantano il cervello. Torino: Codice.

Capitolo 2. Le Emozioni

Si tratti di eventi reali o immaginari, la storia ha sempre una forte componente emotiva che può essere positiva, negativa o entrambe le cose. Quando raccontiamo una storia, attiviamo una serie di emozioni che sono in relazione sia a noi stessi (in funzione riflessiva), sia al contesto di riferimento.

Le emozioni fanno parte della vita. Anche se a volte possiamo non rendercene conto, esse sono presenti in ognuna delle nostre azioni e nelle decisioni che prendiamo, per questo è importante comprenderle.

Fin da quando ci si alza al mattino le emozioni si attivano per dare conto di come ognuno sente e vede quello che lo circonda. Un brutto sogno, un dolore costante mentre si cercava di dormire o una preoccupazione che non ci ha permesso di chiudere occhio per tutta la notte bastano a farci alzare di cattivo umore. Con questo atteggiamento è difficile passare una buona giornata, sembra che tutto ci dia fastidio, una frase detta da qualcuno o un semplice sguardo possono farci "saltare" o dimostrare nella maniera peggiore la nostra rabbia o il nostro malessere.

Quando invece ci svegliamo dopo una notte

tranquilla, in un posto da sogno, durante le vacanze, insieme alla persona che amiamo, tutto si colora di rosa, ci sembra che il mondo si fermi e diventi più pacifico. Attribuiremo qualsiasi possibile inconveniente a cause passeggere e senza importanza, distribuiremo sorrisi e belle parole "a destra e a manca", e non avrà importanza se gli altri ci avranno fatto qualcosa oppure no.

Le emozioni non sono solo quelle che si sentono e si esprimono dall'interno verso l'esterno, sono anche quello che siamo capaci di percepire negli altri. Viviamo in un mondo eminentemente sociale e per questo è importante il nostro sviluppo emozionale, anche per essere in grado di identificare un'espressione di disapprovazione, uno sguardo malizioso o un sorriso sincero.

Sono molti gli indizi che aiutano a capire che cosa succede intorno a noi e uno dei componenti principali è il linguaggio, verbale/para-verbale e non verbale. Riguardo al primo, aiuta a comprendere l'altro, non solo tramite il contenuto di ciò che viene detto ("Ti amo!", "Non voglio più vederti!") ma attraverso il volume della voce (sussurrando, gridando) e il tono con cui viene detto (sinceramente, con sarcasmo).

Il linguaggio non verbale si esprime attraverso la

distanza che viene mantenuta rispetto all'altra persona (vicino, lontano), la posizione del corpo (per esempio, inclinati in avanti o indietro) e il gesticolare, sia delle mani (per esempio con il pugno chiuso in gesto di minaccia o con la mano stesa, offrendola) che del viso (ad esempio, alzando o aggrottando le sopracciglia, aprendo e chiudendo molto la bocca). Il volto è il miglior biglietto da visita.

Il viso e la sua mimica sono elementi importanti che servono sia ad esprimere le emozioni che ad identificarle nell'altro. Di fatto, i neonati prestano più attenzione ai visi che a qualsiasi altro stimolo, per cui si può affermare che siamo predisposti ad analizzare le espressioni.

Cosa succede quando narriamo?

Quando narriamo le nostre emozioni si manifestano in molti modi i quali vanno a determinare sia l'intero discorso che le modalità in cui ci esprimiamo (comunicazione verbale e non verbale).

Come abbiamo già anticipato, la comunicazione verbale/para-verbale si riferisce al contenuto del discorso, alle parole usate, ai suoi significati e struttura, alla prosodia; mentre la comunicazione non verbale riguarda altri elementi che utilizziamo per rafforzare, enfatizzare o chiarire il nostro messaggio come gesticolare con le mani, muovere in un modo particolare il nostro corpo, etc.

Tuttavia nella comunicazione, come abbiamo appena evidenziato, sono le espressioni del volto le più importanti. Il viso possiede più di trenta muscoli, che vengono controllati tramite nervi cranici come il facciale, l'oculomotore, il trocleare o il trigemino, dai quali il cervello riceve le informazioni propriocettive necessarie a identificare le emozioni mentre attiva la muscolatura adatta ad esprimerle. Benché siano stati identificati alcuni modelli ricorrenti di espressione delle emozioni, sembra che esse veicolino un alto grado di apprendimento sociale.

Secondo gli studi transculturali, a seconda della regione del mondo in cui ci si trova, la stessa emozione può venir espressa in un modo oppure in un altro. Ciò nonostante, quasi tutti sono in grado di riconoscere queste caratteristiche:

- Chiusura delle sopracciglia curvate e sollevate, pelle stirata sotto gli occhi, rughe orizzontali sulla fronte, palpebre e mandibola aperte, davanti a una sorpresa.
- Sopracciglia chiuse e contratte, rughe al centro della fronte, palpebra superiore aperta, bocca e labbra aperte o tese, per la paura.

- Labbro superiore rialzato, guance sollevate, sopracciglia basse, naso raggrinzito, per il disgusto.

- Sopracciglia abbassate e contratte su se stesse, palpebra inferiore tesa, labbra strette, linee verticali tra le sopracciglia, per la collera.

- Angoli della bocca rialzati e spinti indietro, guance sollevate, rughe sotto la palpebra inferiore, rughe a "zampe di gallina", piega naso-labiale, per la felicità.

- Occhi rivolti in alto, angoli della bocca verso il basso, angoli delle palpebre superiori sollevati, per la tristezza.

Partendo dall'idea di base che i membri di una stessa società condividono caratteristiche chiaramente identificative riguardo al modo in cui esprimono le proprie emozioni sul viso, è stata sviluppata una serie di tecniche che automatizzano il processo, permettendo di individuare qualsiasi emozione semplicemente osservando un'immagine del viso di una persona. Queste tecniche sono state denominate "tecniche di riconoscimento automatico delle emozioni".

Quella di identificare le emozioni sul viso degli altri è un'abilità che nel neonato si va modellando fin dai primi istanti di vita, grazie alla sua innata capacità di imitazione.

Ma è un'abilità che, lungi dal rimanere stabile nel tempo, decresce gradualmente con l'età, o per lo meno questo è ciò che ha dimostrato una ricerca pubblicata dalla rivista scientifica Psychological Science, realizzata in Germania dall'Istituto per lo Sviluppo Umano Max Planck (Havas e Matheson, 2013). Lo studio inizia con una verifica dei risultati ottenuti in precedenza, secondo i quali era stato osservato che gli uomini hanno più difficoltà delle donne a riconoscere le emozioni dell'altro, avendo bisogno di un maggior tempo di esposizione al viso che esprime l'emozione da identificare, prima di essere in grado di dare una risposta corretta.

I risultati precedenti mostrano anche che le persone anziane incontrano più difficoltà dei giovani ad analizzare le emozioni dei loro simili. Il nuovo studio è stato realizzato su cento coppie divise in due gruppi d'età, tra i venti e i trent'anni (gruppo dei giovani) e tra i settanta e gli ottant'anni (gruppo degli anziani) ed è consistito nell'osservare come si comportano i soggetti e se siano capaci di identificare le emozioni del proprio partner. I due gruppi hanno ottenuto risultati tra loro simili.

Questo apparente miglioramento del gruppo degli anziani, che normalmente ottenevano risultati peggiori, si spiega con l'esperienza accumulata previamente nel corso di una vita passata insieme, che permette di utilizzare altri segnali, oltre all'espressione del viso, per capire cosa l'altro stia sentendo.

Nell'ambito dello studio delle caratteristiche identificative delle emozioni, sono state sviluppate alcune tecniche di ricerca basate su modelli ricorrenti nell'uso della voce, attraverso le quali è stato dimostrato come, quando si elicitano determinate emozioni come lo stress, nella produzione verbale si verifichino delle "distorsioni". L'analisi di tali distorsioni ci permette di ampliare ed arricchire lo studio sulle espressioni facciali.

Tale è l'importanza dell'espressione non verbale, specialmente di quella del viso, che quando qualcosa ci impedisce di assumere un'espressione corretta gli altri ci percepiscono come persone più fredde e distanti. È il caso di chi abbia sofferto di una paralisi totale o parziale della muscolatura del viso, per esempio come conseguenza di un ictus o di un attacco cerebrovascolare, ma cosa accade quando si paralizza volontariamente la muscolatura del viso con il Botox per sembrare più giovani?

Il Botox va di moda, è quanto si può desumere dal numero crescente di persone che ne fanno uso. Ogni giorno aumenta il numero dei trattamenti medici realizzati alla ricerca dell'immagine tanto desiderata, ottenuta tramite interventi chirurgici o iniezioni di Botox (la tossina del botulino), con la ferma convinzione che vedersi più giovani e con una miglior presenza davanti agli altri renderà più felici.

In ambito psicologico esiste da alcuni anni una controversia relativa al mondo delle emozioni, nel cercare di distinguere cosa venga prima, se la risposta fisiologica dell'emozione o la sensazione che essa provoca. Alcuni autori sostengono che il corpo esprime un'emozione e successivamente la persona la capta e le dà un nome, quindi le emozioni sgorgherebbero dall'esterno verso l'interno. La posizione contraria afferma che le emozioni hanno origine all'interno e vengono riflesse dall'organismo, ossia vanno dall'interno verso l'esterno.

I primi, che difendono il modello da fuori a dentro, invitano a realizzare degli esercizi per esprimere consapevolmente le emozioni che "si vogliono provare", di modo che se si vuole essere contenti basta sorridere per tutto il giorno e i muscoli si incaricheranno di far comprendere al cervello l'esperienza della gioia.

Gli autori che difendono il modello da dentro a fuori

ritengono che non si possa esprimere ciò che non si prova, considerano quindi l'organismo come un riflesso del nostro interno. Grazie a questo secondo contributo è stato possibile realizzare degli studi di rilevamento delle emozioni basati sui tratti somatici e comportamentali della persona, utilizzando questionari come il Facial Action Coding System (F.A.C.S.), ma una volta conosciuta questa distinzione diventa possibile rispondere alla domanda se l'uso del Botox porti una maggiore felicità.

In linea di principio, il Botox soddisfa la necessità di presentare un'immagine migliore, con la possibilità di ottenere alcuni benefici secondari come l'accettazione sociale, l'ottenimento di un impiego nel caso si lavori a contatto con il pubblico e via dicendo. A questo riguardo, uno studio realizzato dall'Università del Wisconsin ci informa degli effetti avversi del Botox. Non si tratta di uno studio medico bensì psicologico, pubblicato alla rivista scientifica Psychological Science.

Lo studio ha preso in analisi il livello di empatia dimostrato da persone a cui era stato somministrato del Botox, rispetto ad altre che non ne avevano fatto uso. Il compito consisteva nella lettura di un testo carico di emotività, al termine della quale il soggetto doveva dire il più velocemente possibile quale fosse l'emozione contenuta nel testo.

Per l'esperimento sono stati utilizzati testi che esprimevano tre tipi di emozione: gioia, tristezza e rabbia. Se il Botox (unico fattore di differenziazione tra i due gruppi studiati) non avesse avuto peso sulle emozioni, non si sarebbero trovate differenze nei risultati. L'articolo citato ci informa del fatto che esiste una notevole differenza al momento di identificare le "emozioni negative"[2] della rabbia e della tristezza, mentre non ci sono differenze nel caso della gioia. Questo cosa significa esattamente?

Tenendo conto del fatto che il Botox viene iniettato nelle zone di espressione delle "emozioni negative", che sono poi quelle che provocano quei segni a mo' di solco tanto caratteristici, è comprensibile e certo non inaspettato, se ci atteniamo alla teoria delle emozioni che vanno da fuori a dentro, che non si possa sentire ciò che non si può esprimere. Ossia, il Botox impedirebbe di "sentire" con la stessa intensità le "emozioni negative". Ma cosa fa sì che ci

[2] Abbiamo scelto di utilizzare nell'accezione comune i termini di emozioni "positive" e "negative". Tuttavia sottolineiamo che le emozioni di per sé non sono positive né negative in quanto tutte hanno diritto di cittadinanza. Sicuramente possono essere spiacevoli e piacevoli ed è in questo senso che intendiamo le emozioni come "positive" e "negative".

si renda conto che la lettura di un testo deve provocare un'emozione?

Si tratta di un fenomeno denominato "embodied cognition", cognizione incarnata. Per poter identificare le emozioni di un altro, o in un testo come in questo caso, utilizziamo delle microespressioni facciali che facilitano l'empatia. Quando leggiamo la descrizione di emozioni come gioia, rabbia o tristezza, senza necessariamente accorgercene imitiamo i gesti del viso corrispondenti, il che ci permette di capire meglio di quale emozione si tratta.

Le emozioni vengono quindi trasmesse dai nostri gesti, dalle nostre varie manifestazioni... soprattutto quando raccontiamo storie. Infatti, la narrazione è uno strumento naturale dell'uomo per esprimere sentimenti e pensieri e serve per costruire spazi di comunicazione efficaci; essa comprende, oltre alle emozioni, tanti altri aspetti comunicativi quali contenuti, intenzionalità, ed è ovviamente carica di gestualità ed espressività, per cui entrano in gioco anche le suddette microespressioni facciali che spesso riflettono appartenenze socio-culturali e che facilitano l'empatia.

Ad esempio, il detto napoletano "Vuttamme e

mmane" (Buttiamo le mani) viene usato per dire di fare presto, di darsi una mossa, con un valore di imperativo. Infatti, un napoletano farebbe davvero fatica a non usare le mani nel racconto di una storia. Molti dei gesti che usiamo nella nostra quotidianità fanno parte di una cultura specifica di riferimento e di conseguenza vanno a qualificare il tempo e lo spazio del narrare.

Inoltre, le emozioni sono il punto di partenza di ogni conoscenza e tramite la narrazione possiamo simulare e immaginare nuovi modi di risolvere un problema o di modificare alcuni comportamenti.

Finora abbiamo trattato le emozioni come qualcosa di esterno, qualcosa di motivato dai cinque sensi: vista, olfatto, gusto, tatto e udito. Tuttavia, bisogna anche tener conto del fatto che esistono altre emozioni che nascono da noi, le quali sono strettamente vincolate anche alla cultura in cui cresciamo, come ad esempio il senso di colpa, un'emozione di cui si è consapevoli, che emerge quando sappiamo di aver fatto qualcosa di "sbagliato" o di non aver fatto il "dovuto": nasce quindi come sentimento di responsabilità per azioni o per omissioni. Perché questo sentimento emerga, inizialmente è necessario che vi siano delle basi morali, o per lo meno la consapevolezza che quello che si sta facendo non corrisponde alle aspettative o che la mancanza di azione non è auspicabile. Attualmente si crede che il senso di colpa, come il dolore, possa avere connotazioni tanto positive quanto negative.

Il dolore ha il compito di avvisare del fatto che qualcosa nell'organismo non sta funzionando a dovere e che bisogna porvi rimedio per risolvere la situazione. Questo sarebbe il dolore "positivo", che diventa "negativo" quando quello stesso dolore perdura nel tempo anche dopo che sono state adottate le misure volte a risolvere il problema. Ebbene, con il senso di colpa accade esattamente la stessa cosa. Questo si attiva quando abbiamo fatto qualcosa che sappiamo essere scorretto in base ai nostri principi morali, o quando non abbiamo fatto qualcosa che avremmo dovuto fare. Qualora ciò ci portasse a riflettere sulle ragioni del nostro errore e a porre rimedio all'errore stesso nella misura delle nostre possibilità, con l'intenzione di non sbagliare nuovamente ora che si è "imparata la lezione", si tratterebbe di un senso di colpa positivo, giacché ci aiuterebbe a riflettere e a crescere come persone imparando dai nostri errori. L'aspetto negativo si presenta quando questo senso di colpa si protrae per troppo tempo, persino quando si è già rimediato a ciò che lo aveva generato, e diventa così un calvario per la persona che ne soffre, che starà male con sé stessa a causa di ciò che non riesce a dimenticare. Chi ha questi sensi di colpa anchilosati, che fanno ormai parte del suo modo di essere, potrebbe soffrire di una serie di problemi di salute associati alla tensione continuativa nel tempo, come mal di testa o di stomaco, oppressione del petto e senso di pesantezza sulle spalle. Inoltre, tenderà ad avere un modo di pensare piuttosto estremista, dividendo le cose in bianco o nero, buono o cattivo, senza percepire le sfumature date dalle circostanze, con pensieri invadenti di riprovazione e aggressività verso sé stessa. Tuttavia, quando si parla di sensi di colpa negativi si possono distinguere tre diverse modalità:

- Quando ci si colpevolizza per "tutto il male del mondo", che questo abbia a che vedere con noi oppure no. Questa condizione si appoggia al locus of control interno: a causa di esso si crede di essere responsabili delle conseguenze di tutto quanto accade intorno a noi, quando in realtà molto spesso il risultato non dipende da quello che faremo o non faremo ma dall'intervento di altre persone.

- Quando si attribuisce ad altri la colpa di tutto

quanto ci riguarda, e non ci si assume alcuna responsabilità per come si agisce o per le conseguenze che ne scaturiscono. Si tratta del locus of control esterno, in base al quale la "colpa" è sempre degli altri, perfino quando non hanno partecipato all'avvenimento considerato.

Si tratta di ciò che colloquialmente viene definito "scaricabarile", e consiste nell'incolpare sempre qualcun altro, che sia il collega o il partner sentimentale, ed è tipico delle persone "immature" il cui sviluppo morale è rimasto fermo ad una tappa anteriore, in cui identificano il bene con sé stesse e il male con gli altri:

- Quando si negano tanto le proprie responsabilità quanto quelle degli altri, attribuendo tutto alle circostanze come se queste fossero delle "entità" che fanno e disfano secondo capriccio. Questa modalità viene utilizzata da persone di scarsi principi morali, nel senso che non si sentiranno mai responsabili dei risultati di qualsiasi cosa facciano, pertanto continueranno ad agire come gli pare.

Un esempio è la persona che si giustifica dicendo che "è la vita ad avermi reso così", quindi non si prende il disturbo di cambiare e migliorare, facendo quello che fa senza alcun tipo di rimorso.

In nessuno dei casi di senso di colpa negativo appena

descritti viene realizzata un'analisi delle circostanze che hanno portato a sbagliare, né ci si assume la parte di responsabilità che spetterebbe riguardo alle conseguenze che l'azione o inazione ha generato. Se quindi l'evento non è servito a riflettere e imparare, la prossima volta che si presenterà una situazione analoga, si tornerà a commettere lo stesso errore. Tutte e tre le situazioni sopra descritte non faranno altro che danneggiare il normale sviluppo della persona, generando conflitti ovunque essa si trovi, che sia in ambito lavorativo, familiare o della vita di coppia, poiché questi sensi di colpa saranno accompagnati dal comportamento corrispondente. Nel primo caso si ricorrerà all'inattività per non “causare altri danni al mondo”, evitando il contatto con l'esterno. Negli altri due casi si cercherà il proprio appagamento senza guardare più in là.

Il cervello, quindi, è predisposto per elaborare le informazioni emotive provenienti dal mondo esterno, informazioni che d'altra parte sono essenziali quando bisogna saper distinguere se ciò che si avvicina è un pericolo, ma allo stesso modo di altre capacità con base cerebrale, il maggiore o minore sviluppo di questa abilità dipenderà da quanto viene utilizzata.

Lo storytelling può diventare un mezzo efficace per analizzare le circostanze che hanno portato a sbagliare. Rivolgere lo sguardo a sé ed ascoltarsi in un contesto diverso, che contempli altri punti di vista e altre narrazioni, contribuisce a prendere coscienza, a maturare idee e emozioni.

Come è già stato osservato, pensiamo attraverso le storie, o meglio attraverso storie, in modo che sia più comodo per noi a livello neuronale ricordare quelle informazioni relative a una storia, piuttosto che memorizzare informazioni, date o nomi di persone che non hanno legami tra loro. Creare storie è il mestiere del cervello (Jonathas Haidt3).

Non è affatto sorprendente scoprire che il segreto di molti dei corsi oggi presenti sul mercato formativo su come migliorare la memoria, sia proprio quello di mettere insieme storie con gli elementi che si vuole ricordare.

Ad esempio, se provassimo a ricordare un elenco di 10 numeri, a ciascuno di questi numeri viene data un'immagine associata e si tratta di modellare una storia tra i 10 elementi, saremmo sicuramente in grado di

[3] Haidt, J. (2013). Menti tribali, *Perché le brave persone si dividono su politica e religione*. Torino: Codice.

raccontare la storia seguendo ciascuno dei dieci numeri nello stesso ordine in cui compaiono nella storia.

Un metodo semplice ma molto efficace che sfrutta il pieno potenziale di memoria del cervello proprio nella sua componente "racconta storie".

Infatti, questo metodo viene anche utilizzato in ambito educativo, formativo, imprenditoriale e terapeutico come stimolo per far riflettere il proprio modo di agire anche rispetto ai contenuti da apprendere (si veda Capitolo 5).

Di fatto e intuitivamente, prima ancora delle conoscenze sviluppate grazie alle neuroscienze, gli insegnanti hanno tradizionalmente usato questo sistema di insegnamento attraverso storie sin dalla tenera età, come primo modo per avvicinare gli allievi alla conoscenza, stabilendo così le basi dell'apprendimento.

Facendo il parallelo tra il cervello e un muscolo, quanto più si eserciterà, quanto più si allenerà, quanto più si userà quotidianamente, tante maggiori possibilità si avranno di ottenere un'abilità emotiva sufficientemente sviluppata. Al contrario, se si pratica poco o affatto, avendo così una vita emotivamente quasi piatta, ciò che si otterrà sarà che il cervello non svilupperà questa abilità emotiva.

Fortunatamente per coloro che per un motivo qualsiasi non hanno avuto l'opportunità di svilupparla a sufficienza, attualmente ci sono molti corsi rivolti precisamente alla realizzazione di un allenamento emotivo tramite il quale potenziare le abilità sociali, che è poi l'obiettivo finale che tutti vogliono raggiungere.

Come accennato finora, viviamo in un mondo sociale, in cui comunichiamo costantemente, attraverso parole o gesti. Comunicazione che, per essere efficace, deve necessariamente affrontare e tenere conto degli aspetti emotivi. Tuttavia accade che a volte ci sono persone che, a causa di varie circostanze, possono manifestare difficoltà di integrazione sociale, dovute a circostanze individuali e/o contestuali.

In altre parole, una persona può essere limitata nella sua capacità di comunicare sia in termini di linguaggio che di emozioni che vuole esprimere. Lo storytelling potrebbe diventare un mezzo per potenziare le abilità sociali.

Di fatto, con la narrazione mettiamo in atto delle rappresentazioni significative che partono da proprie esperienze di vita e sono tendenzialmente emozionanti perché recuperano e mettono in scena un vissuto personale e o di gruppo.

La narrazione dovrebbe avvenire in un luogo "protetto", dove le persone che vi partecipano si sentono accettate e libere di esprimersi; uno spazio nel quale prevale un clima di rilassamento e tranquillità e, quindi, ci si può mettere in gioco per poter trasmettere all'altro le nostre emozioni. Questo aspetto è indispensabile per ogni viaggio dentro di noi e per ogni conoscenza non superficiale degli altri.

RIFERIMENTI BIBLIOGRAFICI

Athanasiadou, A., & Tabakowska, E. (Eds.). (2010). Speaking of emotions: Conceptualisation and expression (Vol. 10). Walter de Gruyter.

Blair, J., Mitchell, D., & Blair, K. (2005). The psychopath: Emotion and the brain. Blackwell Publishing.

Buhlmann, U., McNally, R. J., Etcoff, N. L., Tuschen-Caffier, B., & Wilhelm, S. (2004). Emotion recognition deficits in body dysmorphic disorder. Journal of psychiatric research, 38(2), 201-206.

Colombetti, G., & Thompson, E. (2007). The feeling body: Toward an enactive approach to emotion. In Developmental perspectives on embodiment and consciousness (pp. 61-84). Psychology Press.

Dael, N., Mortillaro, M., & Scherer, K. R. (2012). Emotion expression in body action and posture. Emotion, 12(5), 1085.

Enfield, N. J., & Wierzbicka, A. (2002). Introduction: The body in description of emotion. Pragmatics & Cognition, 10(1-2), 1-25.

Havas, D. A., & Matheson, J. (2013). The functional role of the periphery in emotional language comprehension.

Frontiers in Psychology, 4, 294.

Haidt, J. (2013). Menti tribali, Perché le brave persone si dividono su politica e religione. Torino: Codice.

Menges, L. (2017). The emotion account of blame. Philosophical Studies, 174(1), 257-273.

Nadler, J. (2012). Blaming as a social process: The influence of character and moral emotion on blame. Law and contemporary problems, 75(2), 1-31.

Stanley, R. O., & Burrows, G. D. (2001). Varieties and functions of human emotion. Emotions at work: Theory, research and applications in management, 3-19.

Capitolo 3. Il Cervello Emotivo

Nel circuito emotivo-percettivo-mnemonico, sulla cui esistenza vi è ampio consenso fin dalle scoperte di Antonio Damasio (Damasio, 1998), un ruolo cruciale è quello svolto dall'amigdala, che registra l'avvicendarsi degli stimoli emotivi. Le informazioni recanti contenuti emotivi hanno significativamente più probabilità di venire immagazzinate e recuperate efficientemente rispetto alle informazioni di contenuto neutro. L'estesa connessione tra l'amigdala e le regioni visuali della corteccia striata e dell'ippocampo permettono all'amigdala di modulare il proprio funzionamento e di facilitare la funzione percettiva e mnemonica in tali aree. Tuttavia, ci sono dati che evidenziano come l'apprendimento emotivo associato all'amigdala sia temporaneo, e che gli effetti successivi sulla memoria potrebbero essere dovuti alla partecipazione di altre zone del cervello, come ad esempio la corteccia orbitale frontale. In tal caso ci troveremmo di fronte a un circuito di elaborazione emotiva in contrasto con il modo di elaborazione cognitiva specifica.

Il cervello ha due modi di analizzare l'informazione in entrata. Nel circuito emotivo gli stimoli sembrano venire analizzati automaticamente in modo più rozzo e veloce, seguendo una strategia di configurazione. Si tratta di una comunicazione semplificata ma con informazioni di grande rilevanza, necessarie alla sopravvivenza e a uno sviluppo adeguato all'interno della nostra nicchia ecologica. Questa capacità di elaborazione in parallelo rappresenta un vantaggio competitivo per la sopravvivenza nell'ambiente, dato che permette al soggetto di evitare immediatamente minacce e pericoli, persino prima che le informazioni siano state valutate a livello cosciente nella corteccia prefrontale.

Le informazioni provenienti dall'esterno passano da un primo setaccio, in cui il sistema limbico deve dare "il via libera", prima di diventare coscienti. In questo sistema l'amigdala gioca un ruolo di primo piano nell'identificare se gli stimoli in entrata rappresentino o meno qualche genere di pericolo; se è così, mette in moto l'organismo perché questi possa dare al più presto possibile una risposta di lotta, fuga o di elusione, ossia, "togliersi di mezzo" o rimanere "di ghiaccio" cercando di far sì che il pericolo non ci veda. Queste reazioni sono retaggi dell'epoca in cui i nostri antenati dovevano affrontare degli animali che riuscivano a vederli solo quando erano in movimento.

Gioia, tristezza, rabbia, colpa, sono sentimenti che

"colorano" il modo di essere e di pensare, e in definitiva guidano il nostro comportamento.

Per esempio, la pubblicità ha precisamente il fine di incidere sulle emozioni del consumatore, associandole a un determinato prodotto o servizio di modo che quando il consumatore lo vede, ricordi l'emozione provata durante la pubblicità e abbia per questo una maggiore propensione all'acquisto.

Ma il mondo delle emozioni, e di conseguenza l'influenza del sistema limbico, va molto al di là del servire come filtro o per "sentire" le emozioni, positive o negative che siano. Oltre a tutto questo, le emozioni hanno un ruolo fondamentale per quanto riguarda ciò che cattura la nostra attenzione, quello che impariamo e le scelte che facciamo.

RIFERIMENTI BIBLIOGRAFICI

Beer, J. S., Lombardo, M. V., & Gross, J. J. (2007). Insights into emotion regulation from neuropsychology. Handbook of emotion regulation, 69-86.

Borod, J. C. (Ed.). (2000). The neuropsychology of emotion. Oxford University Press.

Calder, A. J., Lawrence, A. D., & Young, A. W. (2001). Neuropsychology of fear and loathing. Nature reviews neuroscience, 2(5), 352-363.

Damasio, A. R. (1998). Emotion in the perspective of an integrated nervous system. Brain research reviews, 26(2-3), 83-86.

Davidson, R. J. (1993). The neuropsychology of emotion and affective style.

Joseph, R. (1996). Neuropsychiatry, neuropsychology, and clinical neuroscience: Emotion, evolution, cognition, language, memory, brain damage, and abnormal behavior. Williams & Wilkins Co.

LeDoux, J. E. (1995). Emotion: Clues from the brain. Annual review of psychology, 46(1), 209-235.

LeDoux, J. E. (2000). Emotion circuits in the brain. Annual review of neuroscience, 23(1), 155-184.

Lindquist, K. A., Wager, T. D., Kober, H., Bliss-Moreau, E., & Barrett, L. F. (2012). The brain basis of emotion: a meta-analytic review. The Behavioral and brain sciences, 35(3), 121.

Suchy, Y. (2011). Clinical neuropsychology of emotion. Guilford Press.

Young, L., & Koenigs, M. (2007). Investigating emotion in moral cognition: a review of evidence from functional neuroimaging and neuropsychology. British medical bulletin, 84(1), 69-79.

Capitolo 4. L'Intelligenza Emotiva e lo Storytelling

Si può affermare che si vive in un mondo di emozioni, così come si può affermare che si vive in un mondo sociale. Questo fa sì che quelle persone più abili in termini di prestazioni emotive, siano anche quelle di maggior successo. Ad esempio, un commerciante di un qualsiasi prodotto o servizio, principalmente vende emozioni, e l'altra persona acquista o assimila ciò che vende.

I mezzi di comunicazione, la televisione, la radio, o qualsiasi altro canale, cercano di stimolare e quindi di vendere di più i loro prodotti o servizi; ma non tutte le persone hanno lo stesso livello di abilità emotiva. Ci sono alcuni che, per differenti motivi, non riescono a sviluppare questa capacità in modo sufficiente. Per comprendere meglio l'Intelligenza Emotiva (vedi il volume a cura di Daniel Goleman, con lo stesso titolo) da alcuni anni la ricerca si è indirizzata lungo questa direzione.

L'intelligenza è stata definita tradizionalmente come la capacità di risolvere in modo soddisfacente una serie di questionari "standardizzati" per la popolazione "target" determinata in base a caratteristiche genetiche[4].

---

[4] Ciò significa che il questionario o il test è stato

Sebbene nel XIX secolo sia emerso l'uso di questionari d'intelligenza, molti hanno considerato questi test come "ingiusti", volendo valutare l'intera popolazione "con lo stesso criterio".

All'inizio del secolo scorso, si è creata una polemica nel corso degli studi condotti dalle forze armate che hanno esaminato la relazione tra l'intelligenza e la razza, cioè, analizzavano i risultati ottenuti dalla popolazione americana a seconda che il partecipante fosse bianco o nero, e tra i "nativi" americani e immigrati, concludendo che i bianchi di origine anglosassone avevano risultati migliori di altri gruppi razziali e gli immigrati, e che i bianchi di origini anglosassone avessero migliori risultati rispetto ad altri gruppi razziali e immigrati la cui lingua madre non era l'inglese. Tutto ciò ha motivato la modifica delle politiche educative volte a "compensare" queste differenze.

Studi successivi hanno rivelato la fallacia di questi risultati a causa della "scorrettezza" dei test utilizzati che

---

convalidato con campioni più piccoli prima di essere somministrato alla popolazione generale, quindi ha validità interna ed esterna ed è appositamente progettato per poterlo successivamente ampliare, discriminandolo per fasce d'età.

non tenevano conto della caratteristica del "gergo" della popolazione target che si voleva analizzare, essendo necessario adeguare questo test in base a chi era indirizzato.

Nonostante ciò, il QI (Quoziente Intellettivo) è ancora una valida misura della capacità di risolvere una serie di test progettati e preparati dagli psicologi, che seguono rigorosi standard di controllo stabiliti dalla psicometria (scienza della misurazione) in modo che i loro risultati siano validi e affidabili per la popolazione a cui vengono applicati.

Grazie a questo, si può predire il livello di successo accademico, e con esso il futuro professionale degli studenti, ben prima che essi possano essere consapevoli delle loro capacità e possibilità. Viene utilizzato anche nel campo della selezione del personale, al fine di trovare il candidato ideale per la posizione, che non deve essere il più qualificato o il più esperto.

Nel corso degli anni la psicometria è stata perfezionata e migliorata in modo che la sua affidabilità sia piuttosto elevata, per questo le aziende decidono "il loro futuro" sulla base dei risultati delle valutazioni effettuate dai servizi delle risorse umane.

La valutazione dell'intelligenza è una questione controversa, sia per la sua definizione, sia per ciò che implica socialmente. Per quanto riguarda la definizione, sono molti quelli che ancora paragonano l'intelligenza ad un unico costrutto, vale a dire, se si è intelligente o meno, e se sì, si può essere "nella media", sotto la media, o al di sopra della media. In quest'ultimo caso, si può essere più intelligente del resto, un talento o un genio, in diversi gradi. Sarebbe così se si seguisse il classico modello di intelligenza, ora in disuso.

Anche se negli ultimi decenni, il concetto d'intelligenza è stato messa in discussione, si è compreso che non è qualcosa di unitario, ma che esistono intelligenze multiple, come l'intelligenza spaziale, l'intelligenza verbale, l'intelligenza matematica, l'intelligenza musicale, etc.

Una persona che ha capacità elevate sviluppate per la musica, sarà un grande "Chopin" o "Mozart" dei giorni nostri, ma, per esempio, potrebbe non risaltare mai quando si fanno integrali, derivati o trigonometria. Un'altra cosa è il "genio", in grado di emergere in molte di queste aree d'intelligenza.

Il fatto che la comunità scientifica abbia riconosciuto

che non c'è solo un tipo di intelligenza, ma una molteplicità di forme, ha permesso lo sviluppo di nuovi approcci terapeutici, educativi e formativi più inclusivi, con una forte attenzione alla persona.

Questo nuovo approccio al concetto di "intelligenza" ha rappresentato una spinta verso la ricerca di accessi differenti alla conoscenza, a spazi comuni, tessendo una maglia più larga possibile per poter includere tutti i soggetti, nella loro diversità (cfr. Eleta, 2020).

Per facilitare i processi di insegnamento-apprendimento, i percorsi di aggiornamento professionale, la relazione con l'altro, è sempre più chiara la necessità di allargare i confini per dare spazio alle varie modalità di partecipazione e coinvolgimento delle persone, valorizzando le diverse capacità e saperi.

Si tratta, quindi, di capire come avvicinarsi alle singolarità degli allievi/corsisti per valorizzarli e permettere loro di sfruttare appieno le risorse che possono avere a disposizione.

Ad esempio, in questo senso, l'utilizzo di diversi linguaggi espressivi alternativi può senz'altro cogliere per contrasto e diversità le esigenze individuali e del gruppo (siano i componenti adulti, giovani o bambini). Tuttavia bisogna valutare volta per volta quale linguaggio proporre e come svilupparlo e integrarlo con altri linguaggi (Cfr. Dolci M. e Eleta P. 2017).

Il ruolo della scuola e l'intelligenza emotiva

Per quanto riguarda l'intelligenza emotiva riteniamo lo storytelling una metodologia interessante, poiché il racconto di storie rappresenta un forte stimolo per esprimersi liberamente, trovando delle proprie modalità narrative che possono essere arricchite con l'uso di più linguaggi espressivi, non solo con le parole, ma anche con il canto, la musica, la metafora, il video, la fotografia, etc.

Sentimenti quale gioia, tristezza, colpa, rabbia, guidano il nostro comportamento e si possono analizzare e "gestire" anche grazie alle storie individuali e/o collettive. Queste narrazioni possono raffigurare eventi reali o fittizi e prendere vita dalle proprie emozioni, conoscenze, fantasie, abilità come anche da altri aspetti della propria storia e personalità.

Sebbene dal momento della nascita e anche prima, il bambino sperimenta emozioni, queste sono molto vicine ai bisogni fisiologici. A poco a poco e mentre si acquisisce esperienza, sorgono emozioni secondarie, quelle che sono associate all'apprendimento, sebbene il piccolo ne sia a malapena consapevole.

L'Intelligenza Emotiva emerge come una competenza sociale, che si "corregge" man mano con la pratica, molto vicino ai valori e ai costumi del luogo in cui si sviluppa, ma nell'adolescenza, queste emozioni sono messe in discussione, a causa delle modifiche ormonali, fisiologiche e psicologiche.

Man mano che il corpo dell'adolescente cambia, cambiano anche le sue emozioni, dal momento che queste sono legate al modo di relazionarsi con sé stessi e con gli altri, aspetti che non sono più stabili e saranno costanti nel tempo.

Il bambino inizierà ad essere trattato come un "adulto", e gli si chiederà di assumersi responsabilità e diritti. Allo stesso modo, nella sfera sociale, la famiglia non è più il centro di riferimento, ma si allargherà agli amici, mentre nel contempo si cominciano a risvegliare alcuni "sentimenti" fino ad allora sconosciuti, legati all'innamoramento e alla sessualità.

Per quanto riguarda l'immagine di sé e lo sviluppo del pensiero nel tempo, essi sono soggetti a variazioni, pertanto, ciò che un giorno va bene, il giorno dopo può essere "detestabile" e l'individuo cerca anche di capire e affrontare il nuovo mondo di emozioni che si gli si presentano, e per il quale si fa particolarmente sensibile, a causa dell'aumento degli ormoni nel sangue.

In questo modo è facile che sorgano sentimenti come, per esempio, incertezza, delusione, confusione e insicurezza, perché il soggetto non ha ancora stabilito una personalità che permette di "difendersi" adeguatamente dalle richieste esterne.

Allo stesso modo, possono sorgere sentimenti di solitudine, la convinzione di "non essere compresi", un aspetto che potrebbe portare alla comparsa di una sintomatologia depressiva.

È in questo periodo che le emozioni vengono percepite più intensamente, quindi è "facile" trovare i giovani nelle manifestazioni e nelle proteste, anche se provocano atti violenti; ma anche nelle O.N.G. e nelle istituzioni altruistiche, con le quali si sentono identificati e investono tempo e impegno in esse.

Bisogna tener conto che i giovano sono ancora in formazione, in aspetti come la scala dei valori personali, e che tendono a farsi coinvolgere in cose che, dopo alcuni anni, loro stessi considereranno semplicemente "accessorie". Si va affermando anche lo sviluppo morale, così che nell'adolescenza tutto ha una "giustificazione" se è per una "buona causa".

Una miscela di ribellione, ricerca dell'identità, esplorazione dei limiti della società, che si "mitiga" nel tempo, non appena lo sviluppo morale degli adolescenti avanza.

In questa fase di sviluppo, alcuni adolescenti sopravvalutano le loro possibilità e "si muovono" per motivi edonistici, cercando tutto ciò che produce piacere e soddisfazione; fuggono da tutto ciò che implica responsabilità o che può comportare uno sforzo.

In questa fase, non solo sarà cambiato il modo di vivere le emozioni, ma l'adolescente dovrà imparare ad esprimerle in modo appropriato e interpretare correttamente le emozioni degli altri. Si tratta però di un periodo in cui è facile "sbagliarsi" con i "segnali" dell'altro sesso, poiché è un linguaggio che deve essere sviluppato e appreso poco a poco.

Nel caso in cui i genitori hanno dato una ricca formazione emotiva ai bambini, questi mostrano meno problemi di adattamento alla loro nuova condizione, man mano che crescono.

Sarà quindi più facile abbandonare il ruolo di "piccolo" ogni volta che assumono nuove responsabilità rispetto alla loro vita, alle loro emozioni e ai pensieri. Tuttavia, se questo è lo sviluppo "normale" degli adolescenti, a volte si devono affrontare situazioni di umiliazione, sopruso e persino maltrattamenti all'interno della scuola, provenienti dai loro stessi compagni, come nel caso del bullismo.

I disturbi emotivi, essendo più comuni tra gli adolescenti, sono i disturbi d'ansia e di depressione, sebbene possano verificarsi anche delle fobie.

Anche in questi casi lo storytelling può rivelarsi uno strumento efficace. Negli ultimi anni è stato utilizzato con successo, ad esempio, in diverse realtà socio-educative per sensibilizzare e prevenire casi di bullismo. Cito, fra le tante esperienze attivate sul campo, il progetto "STOP BULLYING 2.0" 5 Peer education e digital storytelling per prevenire, individuare e contrastare le forme di bullismo e di cyber bullismo tra bambini e ragazzi dagli 8 ai 16 anni, in 20 regioni italiane. Il progetto, durato 18 mesi, ha

---

[5] Per maggiori informazioni, visitare la pagina web: https://www.sipea.eu/34/414/STOP_BULLYING_2.0.htm

coinvolto ogni regione italiana, per un totale di 25 scuole tra primarie e secondarie e ha messo al centro ragazze e ragazzi come protagonisti del racconto sul tema del bullismo e del cyberbullismo. Il progetto è stato finanziato dal Ministero del Lavoro e delle Politiche Sociali ai sensi dell'Avviso n.1/2018.

Un'altra esperienza è stata realizzata a Taiwan6, qui la narrazione è stata considerata un buon approccio per situare gli studenti in uno scenario specifico e per facilitare una loro valutazione delle varie situazioni e orientarli nel risolvere i conflitti.

Gli studenti sono stati coinvolti grazie ad uno sfondo integratore; successivamente gli allievi dovevano scegliere tra le diverse tracce predefinite della storia e sviluppare il personaggio principale, scrivere la sceneggiatura e occuparsi della registrazione vocale. Attraverso la recitazione di ruoli come bulli o vittime, gli insegnanti sono

---

[6] Min-Kun Tsai, Shian-Shyong Tseng e Jui-Feng Weng (2011). "A Pilot Study of Interactive Storytelling for Bullying Prevention Education" in *Edutainment Technologies. Educational Games and Virtual Reality/Augmented Reality Applications,* 6th International Conference on E-learning and Games, Edutainment 2011, Taipei, Taiwan, September 7-9, 2011, Proceedings. Editors: Chang, M., Hwang, W.-Y., Chen, M.-P., Mueller, W.

riusciti a supportare gli studenti (i loro pensieri ed emozioni) mentre si trovano nelle varie situazioni di conflitto cognitivo ed emotivo.

Il progetto ha coinvolto 63 studenti delle scuole medie di Taiwan, utilizzando editing multimediale Scratch come piattaforma per supportare le narrazioni e le animazioni. Poiché gli alunni erano disposti ad esprimere il loro pensiero, la narrazione digitale ha rappresentato un buon supporto per acquisire una maggiore consapevolezza sul bullismo.

In sintesi, lo storytelling può effettivamente diventare uno strumento efficace sia per allargare lo "spazio sociale" e contenere le emozioni e i sentimenti che si intrecciano al suo interno (ansie, paure, allegria, colpa), sia per valorizzare i saperi, le intelligenze multiple e le competenze dei diversi partecipanti all'attività.

Come si approfondirà più avanti, lo storytelling può anche essere efficace con gli adulti, come ad esempio in percorsi di supporto alla genitorialità (si veda capitolo 5).

Sebbene non tutte le malattie mentali abbiano un alto indice di ereditabilità, aumenta la percentuale di casi in cui un bambino possa presentare una psicopatologia, nel caso in cui uno dei genitori ne abbia sofferto. Le cause, se non ricondotte ad una sorta di ereditarietà, vengono spiegate dall'ambiente, in questo caso, l'ambiente familiare in cui si sviluppa il bambino, il quale potrebbe essere stato "testimone" degli episodi acuti della malattia di uno dei suoi genitori. Anche laddove una persona soffre di una psicopatologia, potrebbe non esservi l'ambiente più appropriato e "sano" per il bambino, e ognuno di questi fattori può generare il germe su cui costruire una futura psicopatologia, da parte del piccolo, via via che cresce.

Come è stato osservato, nel caso di genitori affetti da disturbi d'ansia o di grave depressione, si è verificato un aumento significativo della sofferenza di queste psicopatologie da parte dei bambini. Cioè, i figli di genitori ansiosi, mostrano livelli più elevati di ansia, persino diventando patologici, e anche con uno stato depressivo, che diventa un disturbo maggiore della depressione. Ma fino a che punto un genitore può notare la presenza della stessa sintomatologia nel bambino?

Questo è ciò che ha cercato di scoprire un gruppo di ricercatori, il quale ha svolto uno studio, condotto dall'Università di Groningen, dal Centro Medico Universitario Leiden (Paesi Bassi) e dal Centro Medico Universitario VU (Amsterdam), pubblicato nel 2014 nella rivista scientifica BMC Psychology.

Allo studio hanno partecipato 25 genitori, che avevano sofferto di disturbi dell'umore unipolari o di ansia, e bambini tra gli 8 e i 18 anni. Tutti hanno subito un'intervista semi-strutturata su varie questioni, sul loro modo di educare e la salute psicologica dei loro figli.

I risultati informano che, sebbene i genitori sappiano di offrire la stessa qualità nella cura e nell'attenzione dei loro figli, di qualsiasi altro genitore, in realtà risultano essere più preoccupati della presenza o meno della sintomatologia che hanno sofferto, come parte della loro psicopatologia.

Quasi tutti i genitori concordano sul fatto che i loro figli dovrebbero ricevere cure specializzate, non appena compaiono i primi sintomi, sospettando che potrebbero soffrire della loro stessa malattia mentale, come misura preventiva e per evitare l'aggravamento.

Particolarmente controversa era la questione riguardo alla eventualità di rivelare ai loro figli di avere sofferto di una psicopatologia. Sebbene lo studio sia pionieristico, mette in evidenza le paure dei genitori, che hanno sofferto di una psicopatologia. Il piccolo numero dei partecipanti e la realizzazione di un'intervista semi-strutturata, non consentono conclusioni estrapolabili a questo riguardo. Nonostante ciò, dobbiamo riconoscere l'assenza di corsi orientati verso questo gruppo, che li aiuta nel loro compito di crescere i loro figli, in modo che sappiano come identificare correttamente i primi sintomi delle loro stesse malattie, e quindi mitigare la paura che hanno sulla salute psicologica dei loro figli.

Ad esempio, nel caso di bambini dotati, i genitori dovrebbero essere informati sui vantaggi e gli svantaggi di questa situazione. Ciò può essere fatto attraverso piccole storie dei grandi geni, dove sono narrate le difficoltà che hanno avuto nell'infanzia. La narrazione permette ai genitori di comprendere le emozioni dei propri figli, e imparare così ad essere più pazienti e ad offrire il sostegno di cui i più piccoli hanno bisogno.

È fondamentale tenere presente che ci sono molti aspetti che possono essere inclusi nell'Intelligenza Emotiva. In una società interessata ai risultati individuali, a volte "voltiamo le spalle" allo sviluppo di alcuni aspetti importanti come, ad esempio, la compassione.

La compassione è vista in molte culture come una "debolezza" dell'essere umano, ma se ci fermiamo a pensare, questo è esattamente ciò che ci distingue da molti animali.

Quando c'è una persona anziana, malata o disabile, la compassione è "attivata" in noi, e tendiamo ad offrire aiuto e protezione. Qualcosa che è già stato osservato dai nostri antenati, quando sono state trovate sepolture su persone con ossa fratturate, un segno che il gruppo ha partecipato e curato la persona ferita, per tutto il tempo necessario per farla guarire.

La compassione è anche ciò che ci spinge verso cause di solidarietà, quando accade un problema sociale o una catastrofe, e l'aiuto è ricevuto da veri estranei. Si tratta di un vero protettore contro le "emozioni negative" come l'ansia, la rabbia o la paura, incrementando l'amicizia e le relazioni sociali.

La narrativa può aiutarci a comprendere queste emozioni grazie al "trasporto", alla possibilità di immedesimarsi in uno o più personaggi della storia. Storr afferma (Storr: 175) "Quando la storia ci fa salire sulle sue vertiginose montagne russe, il nostro corpo reagisce di conseguenza agli eventi narrati: il battito cardiaco accelera, i vasi sanguigni si dilatano, aumenta la produzione di sostanze neurochimiche come il cortisolo e l'ossitocina che hanno effetti potenti sul nostro stato emotivo."

La compassione è strettamente correlata all'empatia, alla capacità di comprendere le emozioni dell'altro e di immedesimarci nei suoi panni, ma ugualmente, è presente nella nostra vita quotidiana, e possiamo usarla in misura maggiore o minore in base al nostro sviluppo emotivo.

Ma chi sono più compassionevoli, gli uomini o le donne?

Questo è ciò che si è cercato di rispondere con una ricerca condotta dal Dipartimento di Comunicazione, Università della California (USA), i cui risultati sono stati pubblicati sulla rivista scientifica Journal of Happiness & Well-Being.

Lo studio ha coinvolto seicentotredici studenti universitari di età compresa tra i 18 ei 42 anni, di cui trecentodieci donne.

A tutti sono stati somministrati una serie di questionari standardizzati, per valutare il livello di Compassion Scale; per valutare il livello di stress personale quando si comunica è stato utilizzato il P.R.C.A.-24 (Personal Report of Communication Apprehension); per valutare il livello di nevroticismo, è stato utilizzato l'H.S.N.S. (Hypersensitive Narcissism Scale); e infine per valutare il livello di aggressività verbale, è stato utilizzato il Verbal Aggressiveness Scale.

Come principali fattori, i risultati mostrano differenze significative in base al genere in termini di compassione, e che risultano più alti nelle donne.

Sono state riscontrate differenze significative anche per quanto riguarda il livello di tensione nella comunicazione e l'uso dell'aggressività verbale, che invece è maggiore negli uomini.

Infine, non sono state trovate differenze riguardo al narcisismo in base al sesso.

Come fattori d'interazione, si è constatato che il più compassionevole esibisca livelli più bassi di tensione nella comunicazione, aggressività verbale e narcisismo.

Uno dei limiti dello studio è quello di utilizzare solo valutazioni di tipo questionario, invece di altri di tipo osservativo o di giochi di ruolo, per valutare cosa succederebbe in una situazione reale.

Nello studio, non è stata presa in considerazione l'Intelligenza Emotiva, un fattore fondamentale per verificare lo sviluppo delle capacità relazionali interpersonali. Non è stato nemmeno valutato il livello di

Alessitimia, legato alla incapacità di percepire le emozioni negli altri e di dare una risposta adeguata.

Allo stesso modo, la verifica delle differenze significative non è accompagnata da una teoria che spiega queste differenze, né le implicazioni che ciò comporta.

L'autrice indica anche che, per una nuova ricerca si analizzano i diversi tipi di compassione, in base alla vicinanza affettiva del destinatario dello stesso, oltre all'autocommiserazione.

Nonostante i limiti sopra esposti, ogni giorno emergono nuovi studi che confermano le molte differenze tra uomini e donne, senza che ciò implichi un confronto tra "migliore-peggiore", né cercando di degradare nessuno dei due.

Detto questo, coltivare la compassione, attraverso lo sviluppo dell'Intelligenza Emotiva, causerà un comportamento verbale meno aggressivo e con meno tensioni nella comunicazione.

Qualcosa che, lungi dal renderci più "deboli", ci permetterà di instaurare legami affettivi di amicizia più solidi e duraturi o intimi, mentre abbiamo una comunicazione più stretta e diretta, senza tensioni personali e senza la necessità di essere aggressivi nella comunicazione verbale.

Quando parliamo d'intelligenza di solito lo facciamo come qualcosa di statico nel tempo, qualcuno che è nato con un tale coefficiente intellettuale e questo lo accompagnerà per il resto della sua vita, nonostante i notevoli sforzi compiuti dalle istituzioni educative per aumentare il "livello" dei propri studenti, sperando di migliorare la loro intelligenza con l'educazione. Ma il livello d'intelligenza si mantiene per tutta la vita?

Questo è ciò che si è cercato di dimostrare attraverso la ricerca sviluppata dall'Università Occidentale dell'Illinois e dall'Università Loyola Marymount (USA), i cui risultati sono stati pubblicati sulla rivista scientifica Journal of Intelligence.

I dati sono stati estratti da uno studio longitudinale multifattoriale proveniente dal Murray Research Archive, che ha analizzato i partecipanti per 30 anni, estraendo dati da centosettantasette partecipanti quando avevano 3-4 anni, 11, 18 e 32 anni.

Nel tempo, sono stati sottoposti tutti a una moltitudine di questionari standardizzati, ma per lo studio sono state utilizzate solo le informazioni relative a un questionario di elevate capacità chiamato Q-sort

Methodology, e il C.C.Q. (California Child Q-Set) Item "High Intellectual Capacity"; lo sviluppo delle competenze accademiche è stato valutato attraverso il W.P.P.S.I. (Wechsler Preschool and Primary Scale of Intelligence). Inoltre, sono state prese in considerazione altre variabili, come il sesso, il livello socioeconomico e il livello di istruzione dei genitori.

I risultati mostrano una relazione significativa tra i livelli d'intelligenza iniziale e quelli sviluppati nel tempo, valutati in termini di rendimento scolastico.

Anche se lo studio è chiaro per quanto riguarda il potere predittivo d'intelligenza, tuttavia non determina il ruolo dell'istruzione sull'intelligenza e se il fatto di essere più o meno istruiti determini un livello maggiore o minore di intelligenza, il che dovrebbe convalidare gli sforzi da parte delle istituzioni educative, o al contrario mettere in discussione se non vi è alcuna relazione tra livello d'istruzione e intelligenza.

Allo stesso modo, lo studio si concentra esclusivamente sull'intelligenza accademica, cioè sulla capacità di rispondere in modo adeguato alle richieste e alle esigenze accademiche in ciascuno dei livelli degli istituti d'istruzione, tralasciando l'approccio dimensionale che ipotizza che si possa avere una prestazione accademica normale partendo da una normale intelligenza specifica. Si deve poi evidenziare, che si può essere un genio anche in altri settori come il settore artistico, sociale che non sono "utili" ai fini delle istituzioni educative e quindi non vengono valutate né valorizzano tutto ciò di cui lo studente potrebbe aver bisogno. Ma a questo punto che dire dell'Intelligenza Emotiva?

Quando si pensa alle emozioni, non sembra che si possa parlare di qualcosa di statico, che non cambi nel tempo e, anche a seconda della persona con cui si ha a che fare, ci si può sentire in un modo o nell'altro, e interpretare quello che si dice meglio o peggio in base all'interlocutore.

Uno scherzo fatto da un amico è divertente, ma se è un estraneo a farlo, quelle stesse battute non avranno l'identico effetto 'umoristico'. Inoltre, anche il passare del tempo modifica l'esperienza emotiva. Poiché si hanno più esperienze, questo permette di sapere come affrontare le situazioni emotive, sia positive che negative. Ciò significa che, sapendo come agire in queste circostanze, le emozioni che vengono generate hanno un minore impatto.

Le storie, la narrativa, aiutano agli individui a maturare e a ragionare sulle emozioni, sulla condizione umana in generale. Come afferma Storr: "All'inizio di una storia spesso incontreremo un protagonista che è imperfetto in un modo ben definito. Gli errori che farà nel suo relazionarsi con il mondo ci aiuteranno a entrare in empatia con lui. Via a via che la storia fornirà indizi e suggerimenti sull'origine dei suoi errori, saremo toccati dalla sua vulnerabilità ed emotivamente coinvolti nelle sue difficoltà..." (Storr, 2020, p. 46)

Il racconto di storie (reali o fittizie) genera nelle persone nuovi stimoli emotivi e cognitivi. In questi anni si sono sviluppati degli studi per analizzare l'influenza emotiva sulla salute, così come un'emozione "forte" o scioccante può causare squilibri temporanei nella persona, la quale con il tempo si recupera dall'"impatto".

Dall'Università di Carnegie Mellon (USA) i cui risultati sono stati pubblicati sulla rivista Health Psychology, provengono studi che hanno cercato di comprendere come i dispiaceri colpiscono gli anziani. Lo studio ha coinvolto seimilasettecentodiciassette persone con più di 50 anni, provenienti da uno studio longitudinale precedente chiamato Health and Retirement Study, condotto tra il 2006 e il 2010.

A tutti sono stati somministrati diversi questionari standardizzati sulla loro salute; il numero e la gravità dei casi in cui hanno ricevuto dispiaceri, a seconda che provenissero dal loro partner, dai figli, altri parenti o amici; e il loro umore; oltre a tutte queste misure è stata presa la pressione sanguigna. I risultati sono stati confrontati con gli standard attesi in base alla loro età e alla condizione sociodemografica precedentemente stabilita. Sono stati esclusi dallo studio coloro che hanno mostrato ipertensione basale e quelli che hanno ricevuto farmaci per controllare la loro tensione.

I risultati indicano che quando s'invecchia si diventa un po' più sensibili alle "emozioni negative". Ciò è stato compreso dai ricercatori, i quali in 4 anni di studio hanno scoperto che il 29% dei partecipanti avevano sviluppato ipertensione, di cui il 38% in relazione ad esperienze emotive negative. Questo rapporto si manifesta con maggiore intensità nelle donne tra i 50 e i 65 anni, e sono particolarmente sorprendenti quando i problemi provengono principalmente dalla famiglia e dalle amicizie.

Anche se i risultati sembrano chiari, c'è ancora un 62% dei casi di ipertensione non spiegata da "emozioni negative" causate da dispiaceri. Parimenti è evidente che esistono delle differenze femmine/maschi, che sono state segnalate, ma la loro origine non è stata adeguatamente spiegata. Non si sa se si tratta di qualcosa di biologico, di un'esperienza di vita o di altri fattori che "proteggono" la tensione dell'uomo di fronte a questi dispiaceri, e che invece colpiscono la donna in modo così negativo da farle perdere la salute. I risultati, anche se possono presentare alcune limitazioni, sono chiari in quanto bisogna prendersi cura e occuparsi adeguatamente degli anziani, che si turbano tanto quanto gli altri o di più, e quindi, visto che la loro salute può essere influenzata da questo, dobbiamo prestare particolare attenzione alle "emozioni negative" e ai dispiaceri che potrebbero provare.

Finora è stata trattata l'Intelligenza Emotiva, come la capacità che ci permette di gestire in modo efficace le nostre emozioni, sia positive che negative, e che ha un ruolo fondamentale nel nostro modo di sentire, di pensare e di agire.

Al contrario, coloro che hanno bassi livelli d'Intelligenza Emotiva, si distingueranno per gli alti livelli di Alessitimia, poiché secondo alcuni autori è un continuum.

È stato osservato come le persone con alti livelli di

Alessitimia possono arrivare ad avere comportamenti anti-sociali, esponendosi a comportamenti a rischio per sé o per gli altri, in cui possono essere dimostrate le conseguenze sulla propria salute e anche sulla sicurezza personale.

Quando si pensa a comportamenti a rischio, di solito si pensa ai comportamenti più estremi, come la guida ad alta velocità, o il bungee jumping, ma esistono anche situazioni che mettono a rischio la salute con comportamenti meno appariscenti, come il consumo eccessivo di tabacco, alcool o altri farmaci. Ma a questo punto, qual è il ruolo dell'Intelligenza Emotiva nei comportamenti pericolosi?

Questo è esattamente ciò che è stato studiato dall'Università di Oviedo (Spagna) i cui risultati sono stati pubblicati sulla rivista Journal of Nursing Education.

Lo studio ha coinvolto duecentosettantacinque studenti della laurea infermieristica.

A tutti è stato misurato il loro livello d'Intelligenza Emotiva utilizzando la scala standardizzata Schutte Emotional Intelligence Scale.

È stato valutato il comportamento pericoloso inteso come il consumo di tabacco, alcool, droghe illegali, oltre a quello legato ad una cattiva alimentazione, se erano o non in sovrappeso, se fossero persone sedentarie o no, il loro livello di esposizione solare e la pratica del sesso non protetto. Inoltre, sono stati raccolti dati sociodemografici e di soddisfazione sulla vita.

I risultati indicano che quegli studenti che avevano alti livelli d'Intelligenza Emotiva, mostrano meno comportamenti di consumo eccessivo di alcol, non seguono diete malsane e osservano pratiche sessuali protette.

Al contrario, quelli con livelli più bassi d'Intelligenza Emotiva, che corrisponderebbero a livelli più alti di Alessitimia, hanno mostrato comportamenti pericolosi, in termini di aumento del consumo di alcol, osservazione di una cattiva alimentazione e pratiche sessuali non protette.

Non si sono ottenute differenze significative nei comportamenti pericolosi, come il consumo di tabacco o di droghe illegali, il livello di sovrappeso, di vita sedentaria o il livello di esposizione al sole, a seconda del livello dell'intelligenza Emotiva.

Gli autori sottolineano i vantaggi di avere alti livelli d'Intelligenza Emotiva quando si gestisce correttamente la pressione di gruppo, elemento principale nei comportamenti come il consumo di alcol.

Lo studio raccoglie solo informazioni sui

comportamenti pericolosi attraverso l'auto-report, lascia aperta la possibilità a fenomeni come la desiderabilità sociale, quando si risponde, cioè si dice che è socialmente accettato, senza verificare se si verifica o no quel comportamento nella realtà.

Allo stesso modo, l'uso di una popolazione molto specifica, come gli studenti universitari non consente estrapolazioni su ciò che potrebbe accadere in altri giovani.

In Canada, l'Università Mount Saint Vincent ha realizzato una ricerca a questo riguardo, i cui risultati sono stati pubblicati sulla rivista scientifica Psychology. Allo studio hanno partecipato 172 studenti tra i diciannove e i trent'anni d'età. A tutti i partecipanti è stato valutato il locus of control in quanto caratteristica della personalità. Per effettuare la valutazione, gli autori dello studio hanno utilizzato la scala di Rotter L.O.C.

Per la valutazione del loro livello di salute mentale, i partecipanti hanno compilato la scala di benessere psicologico di Ryff (con sei componenti della salute mentale). I risultati hanno mostrato che esistono associazioni positive significative tra sei componenti della salute mentale e il locus of control, dimostrando come i tratti della personalità giochino un ruolo predominante nel consolidamento della salute dell'individuo:

- La nostra attenzione viene catturata molto più velocemente dagli stimoli carichi di implicazioni affettive che da quelli "neutri". Inoltre, tra i primi prestiamo attenzione più velocemente e con maggiore intensità a quelli che hanno una carica negativa, cioè quelli che potrebbero rappresentare un pericolo per noi e pertanto richiedono una risposta più immediata per garantire la nostra sopravvivenza.

Una volta che lo stimolo affettivo ha captato la nostra attenzione, è più facile che si sia in grado di imparare, o che si sia disposti a prendere una decisione. Pertanto si tratta di un processo basilare, necessario e previo ad ogni altro processo, che ha luogo in modo "istintivo", senza che si possa scegliere che cosa richiama la nostra attenzione e cosa no, benché successivamente, una volta che si è consapevoli di quanto ci succede intorno, si possa decidere se continuare a seguire lo stimolo o meno.

- Normalmente si associa l'apprendimento a degli studi "regolati" in cui bisogna sedersi davanti a un libro per "ingoiare" quello che c'è scritto. In realtà è ben lungi dall'essere un'attività monotona e ripetitiva. Infatti si può imparare di tutto, non solo nomi, fatti e date, che è ciò che si conosce come conoscenza esplicita, ma anche come fare le cose, ad esempio guidare, acquisendo la denominata conoscenza implicita. Tutto quanto descritto può venire stimolato, da un ambiente affettivo affabile, gradevole e positivo, o intorpidito, quando le condizioni non sono favorevoli.

Inoltre, qualsiasi situazione vissuta personalmente o che si senta raccontare da un altro rimarrà profondamente impressa, e verrà di conseguenza imparata, quando venga accompagnata da stimoli carichi di implicazioni affettive. Ad esempio, quasi tutti sono in grado di descrivere un gran numero di dettagli accaduti intorno ad avvenimenti positivi come il proprio matrimonio, la nascita del primo figlio e così via, esperienze che nonostante il passare degli anni rimangono "vivide come il primo giorno".

Allo stesso modo, un avvenimento sgradevole come una rapina o un incidente stradale farà sì che si ricordino per molto tempo quei momenti e i dettagli delle circostanze in cui ebbero luogo. È per questo che alcune persone fanno molta fatica a superare il lutto per un familiare o un amico perduto: continuano per molto tempo ad avere dei ricordi vividi di quello che è successo, il che produrrà loro un danno psicologico continuato.

- Il processo decisionale, lungi dall'essere un atto "freddo e calcolato" con il quale si cerca di ottenere il massimo beneficio per sé stessi, è soggetto in modo particolare all'influsso del nostro mondo emotivo.

Se pensiamo alle grandi decisioni della nostra vita, per esempio con chi abbiamo creato una coppia, che studi abbiamo fatto, dove abbiamo preso casa, potremmo ingannare noi stessi pensando di aver scelto quella che consideravamo come la miglior opzione; ma se ci riflettiamo bene, possiamo vedere che su quelle decisioni hanno pesato molteplici aspetti emotivi, alcuni dipendenti da emozioni che provavamo, altri emersi dai consigli di persone che stimiamo e apprezziamo.

Tutto questo è stato confermato da un vasto studio realizzato congiuntamente dalle università di Cambridge e U.M.C. St. Radboud (Paesi Bassi) pubblicato sulla rivista scientifica Frontiers in Human Neuroscience, nel quale viene realizzata un'esaustiva revisione degli articoli riguardanti il processo decisionale pubblicati fino ad oggi. Nello studio vengono analizzati i diversi fattori che ci influenzano al momento di decidere tra varie opzioni, prestando particolare attenzione all'influenza sociale del contesto come elemento modulatore delle decisioni che prendiamo, sia relativamente all'apprendimento di determinati comportamenti e valori, dovuto all'apprendimento sociale, sia per fenomeni come la pressione di gruppo, il conformismo sociale, la cooperazione e lo stress sociale, il tutto influenzato dal campo delle emozioni.

RIFERIMENTI BIBLIOGRAFICI

Bruner, J. (1988). La mente a più dimensioni. Roma: Laterza.

Del Favero. E. (1999). Come per incanto. Milano: Gribaudo.

Dolci M, e Eleta P.G. (2017). Il burattino poliglotta. Un approccio innovativo per l'apprendimento delle lingue seconde e straniere. Ed. Amazon - Kindle Edition e in versione cartacea: Milano.

Dunbar, R., Barrett, L., Lycett, J. (2012). L'evoluzione del cervello sociale. Torino: Espress

Eleta, P.G. (2020). Il burattino come strumento di valore educativo. Ed. Amazon - Kindle Edition e in versione cartacea: Milano.

Levorato, M.C. (2000). Le emozioni della lettura. Bologna: Il Mulino.

Merletti, V.R. (1998). Raccontar storie. Milano: Mondadori

Mingoia, E. (1997). Nel mondo delle fiabe. Roma: Nuova Era.

Min-Kun Tsai, Shian-Shyong Tseng e Jui-Feng Weng (2011). "A Pilot Study of Interactive Storytelling for Bullying Prevention Education" in Edutainment

Technologies. Educational Games and Virtual Reality/Augmented Reality Applications, 6th International Conference on E-learning and Games, Edutainment 2011, Taipei, Taiwan, September 7-9, 2011, Proceedings. Editors: Chang, M., Hwang, W.-Y., Chen, M.-P., Mueller, W.

Smorti, A. (1994). Il pensiero narrativo. Costruzione di storie e sviluppo della persona. Firenze: Giunti.

"STOP BULLYING 2.0. Peer education e digital storytelling per contrastare bullismo e cyberbullismo" https://www.sipea.eu/34/414/STOP_BULLYING_2.0.htm

Storr, W. (2020). La scienza dello storytelling. Come le storie incantano il cervello. Torino: Codice.

Zipes, J. (2004). Spezzare l'incantesimo. Milano: Mondatori.

Capitolo 5. Ambiti di applicazione dello storytelling

Lo storytelling è una metodologia che può essere utilizzata in ambiti diversi non solo per comunicare con efficacia un determinato messaggio ma anche per condividere esperienze e mettere in relazione persone e gruppi perché, come abbiamo più volte sottolineato, la narrazione è in grado di sorpassare le barriere della logica, del ragionamento, del pensiero analitico e razionale, attivando direttamente le nostre emozioni.

Una storia può arrivare dritto al Cuore e lo storytelling ha il potere di commuoverci, di attivare passioni, di "metterci nei panni di altri esseri viventi" trovando modalità relazionali alternative oppure facilitando nuove conoscenze.

Tramite la narrazione possiamo anche simulare e immaginare nuovi modi di risolvere un problema o di modificare alcuni comportamenti. Tuttavia è fondamentale garantire un approccio serio ed evitare la banalizzazione, solo così lo storytelling può rappresentare una metodologia di valore in campo formativo, pedagogico ed educativo, imprenditoriale e anche terapeutico.

STORYTELLING IN AMBITO PEDAGOGICO ED EDUCATIVO

Le emozioni sono il punto di partenza di ogni conoscenza ed è proprio per questo che, quando si propone lo storytelling come una metodologia educativa, bisogna ragionare su come gestire le emozioni "in gioco".

Come abbiamo già messo in evidenza, la metodologia dello storytelling consiste nell'uso di procedure narrative al fine di promuovere meglio valori, conoscenze e idee. Si tratta di uno strumento educativo efficace e versatile che facilita la comunicazione delle esperienze e la riflessione per la costruzione di significati interpretativi della realtà.

È importante adoperare tale metodologia sin dalla prima infanzia utilizzando, chiaramente, materiali narrativi adeguati al grado di alfabetizzazione, competenze, esperienze e saperi maturati dei bimbi/ragazzi.

Utilizzare la narrazione come "una attività educativa seria" vuol dire essere in grado di offrire agli allievi percorsi interconnessi di insegnamento-apprendimento dove l'esperienza è in relazione con l'osservazione per dare poi origine a nuove intuizioni.

Storytelling In Ambito Educativo

Lo storytelling può facilitare la costruzione di relazioni significative tra educatore/insegnante e bambino/ragazzo e tra gli stessi bambini/ragazzi in un clima di classe positivo, dove si valorizzano le emozioni nel processo di insegnamento-apprendimento.

In questo modo, la narrazione può essere di forte valore educativo in quanto strumento di ricerca che ci aiuta a comprendere fenomeni e processi; inoltre può far parte di una strategia didattica per produrre azioni e cambiamenti intenzionali.

Un aspetto davvero interessante è che essa serve per incoraggiare la partecipazione critica e attiva nella comunicazione, permettendo agli allievi di riflettere, di pensare, in un clima stimolante che gli consente di fare esperienza del proprio modo di agire rispetto ai contenuti da apprendere7.

È chiaro che i maestri/gli insegnanti non sono tutti uguali e per motivi diversi rimangono più impressi nei nostri ricordi, in particolare, coloro che hanno compreso che il divertimento non si contrappone all'insegnamento e che

[7] Franta, H., Colasanti, A. R. (1991). *L'arte dell'incoraggiamento : insegnamento e personalità degli allievi*. Roma : Carocci.

le emozioni fanno parte dello sviluppo socio-cognitivo dell’individuo (Cfr. Dolci M e Eleta P. G.).

Ad esempio, i bambini piccoli, attraverso l'ascolto delle storie, vengono a conoscenza del brutto, del cattivo, del male. Possono elaborare più facilmente emozioni come la paura, la rabbia e l’angoscia. Inoltre, ad esempio l'abbinamento narrazione-burattino può aggiungere qualità alle attività narrative, arricchendo di conseguenza la trama della storia grazie alla capacità d'integrazione di altre forme espressive di cui il burattino è dotato (Dolci e Eleta, 2017).

In questo senso ricordo (Paula Eleta) una esperienza vissuta diversi anni fa in un percorso formativo a Bologna, sull’utilizzo del burattino e della narrazione nei Servizi Educativi 0-6. Le insegnanti di una scuola dell’infanzia avevano manifestato una certa preoccupazione e rassegnazione dal fatto che i bambini “piccoli” nell’orario del “pisolino” facevano fatica ad addormentarsi a causa dei rumori provenienti dal piano di sopra perché c’era un ufficio. Ho utilizzato tale situazione per mettere in pratica alcune premesse teorico-metodologiche condivise con i corsisti, quindi, ho inventato la storia di Lola, una ballerina cubana di salsa che quando arrivava l’ora della siesta, iniziava a ballare per regalare ai bambini tanti suoni divertenti per aiutarli a conciliare il sonno. Ho inoltre costruito una marionetta con una vecchia scarpa.

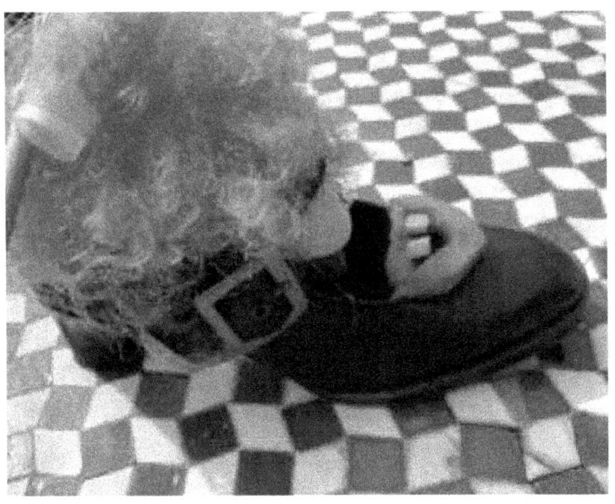

Le insegnanti hanno raccontato ai bambini questa storia, animando Lola. I piccoli hanno trovato la storia molto divertente e rassicurante e, ogni volta che sentivano dei rumori, sapevano che era Lola con i suoi passi di salsa!

Grazie all'animazione del personaggio Lola, le insegnanti hanno conquistato l'interesse e l'attenzione dei bambini e, tramite l'ascolto attivo, sono riuscite a supportarli meglio, aumentando la loro fiducia e serenità nel momento della siesta. Inoltre, la narrazione si è rivelata un ottimo mezzo per dare loro maggiore sicurezza ed autonomia.

In sostanza, lo storytelling può diventare uno strumento interessante in campo educativo solo se l'educatore/insegnante è in grado di svegliare nei bambini e nei ragazzi la curiosità e il piacere di trovarsi a vivere un'esperienza diversa. Per cui è fondamentale creare un clima di fiducia dove gli allievi possano sentirsi liberi di esprimere le proprie idee e raccontare i propri vissuti, quindi creare uno spazio e un tempo segnato dalla sospensione del giudizio nei confronti degli altri e di sé stessi. Se gli allievi si sentono accettati, stimati, diventeranno parte attiva della relazione perché saranno motivati a partecipare all'interazione nel gruppo. Come l'esempio già visto del progetto realizzato a Taiwan8 con alunni della scuola media.

Il ruolo dell'insegnante è molto importante per far si che il bambino/ragazzo diventi competente nell'utilizzo della capacità narrativa, per cui se vogliamo introdurre lo

[8] Min-Kun Tsai, Shian-Shyong Tseng e Jui-Feng Weng (2011). "A Pilot Study of Interactive Storytelling for Bullying Prevention Education" in *Edutainment Technologies. Educational Games and Virtual Reality/Augmented Reality Applications,* 6th International Conference on E-learning and Games, Edutainment 2011, Taipei, Taiwan, September 7-9, 2011, Proceedings. Editors: Chang, M., Hwang, W.-Y., Chen, M.-P., Mueller, W.

storytelling in classe, bisogna prevedere la realizzazione di attività focalizzate a garantire lo sviluppo di nuove competenze creative, narrative e partecipative da parte degli allievi (bambini/ragazzi).

Infine, è fondamentale evitare il rischio di utilizzare lo storytelling in forma banale e/o come un mezzo di "manipolazione" degli allievi, infatti si tratta di una modalità di lavoro divertente e innovativa che deve essere pensata, programmata e organizzata con tempo, nel rispetto delle emozioni dell'altro e con serietà. Solo in questo caso la narrazione può diventare un mezzo efficace per qualificare la esperienza educativa.

Storytelling e sostegno alla genitorialità

Nella pedagogia moderna prende sempre più corpo l'idea che il primo alleato degli educatori e degli insegnanti sono i genitori degli alunni, quindi è fondamentale coinvolgere attivamente TUTTE le famiglie, tenendo in considerazione la loro composizione e la loro identità in divenire come genitori che crescono insieme ai loro bambini/ragazzi (cfr. Eleta, in collaborazione con Iaccarino, 2017).

In questo caso lo storytelling dovrebbe far parte di

una serie di azioni mirate e graduali che prevedono la creazione di momenti "speciali" pensati su misura per favorire nuove conoscenze, per condividere emozioni fra famiglie e educatori/insegnanti e fra gli stessi genitori; per costruire partecipazione e corresponsabilità educativa.

Attraverso la narrazione e sotto la regia dell'educatore/insegnante, è possibile coinvolgere anche i genitori più restii e poco presenti poiché si tratta di una modalità relazionale "amichevole" e divertente alla quale si può partecipare in tanti modi: in prima fila ma anche dietro le quinte; utilizzando la parola, il canto, il disegno oppure semplicemente ascoltando la storia.

Tuttavia per costruire una vera alleanza con le famiglie bisogna, innanzitutto, riconoscere e accettare l'altro. Se il mio significato incontra il significato di ciascuno e di tutti i partecipanti e c'è una forma di tolleranza, rispetto e confronto, lo storytelling diventa uno strumento interessante per costruire alleanze educative. Infatti, come abbiamo evidenziato sopra, lo storytelling è uno strumento, una modalità relazionale che va programmata e usata con responsabilità.

Per concludere questa parte riservata allo storytelling in educazione, vorremmo dare un esempio di attività narrativa con l'obiettivo di incrementare il coinvolgimento e la collaborazione con le famiglie, per qualificare le attività educative: "LA STORIA STRAORDINARIA DEL MIO NOME".

Si tratta di una attività che Paula Eleta ha condotto (sia in presenza che a distanza) in diversi contesti territoriali e scolastici, coinvolgendo centinaia di genitori, educatori e insegnanti.

In questa attività la richiesta ai genitori è molto semplice: si propone loro di raccontare in pochi minuti il perché della scelta del nome del proprio bambino. La narrazione di tuti i genitori diventa poi un mosaico di storie, uno spazio condiviso, un "NOI" con un forte valore emotivo.

"Ciao io sono Chiara e il nostro bambino si chiama Mario. Abbiamo deciso di dargli questo nome in ricordo del nonno paterno. Era un nome che ci piaceva molto e inoltre ci permette di ricordarlo di più e di sentirlo fra di noi ..."

"Io mi chiamo Valeria e il mio bambino si chiama Luca che significa luce... ed è la nostra luce!"

"Io sono Pedro e abbiamo scelto per nostra figlia il nome Maria perché è breve e si pronuncia e si scrive uguale sia in italiano che in spagnolo (la mia lingua madre)."

"Io sono Massimo e nostra figlia si chiama Francesca perché amiamo Lucio Battisti e inoltre perché una nostra cara amica si chiama così..."

Tale mosaico può essere trasformato sia in un video con l'insieme di tutte le narrazioni, sia in una ragnatela gigante dove ogni famiglia/genitore fissa una parte del filo sopra il nome del proprio bambino, che diventa poi una rete con tanti collegamenti e incroci (vedi immagini sotto).

La richiesta è semplice ma il significato della narrazione non è banale perché il proprio nome rappresenta il primo regalo che ci fanno i nostri genitori e che ci accompagnerà per tutta la nostra vita e, inoltre, raffigura il primo segnale della nostra specifica identità.

Il video "mosaico" e/o la ragnatela possono diventare risorse importanti per qualificare l'attività educativa. Ad esempio, i materiali elaborati insieme alle famiglie si possono condividere con i bambini per dare valore ai loro nomi, considerando la propria storia e la propria unicità come qualcosa di cui essere pienamente orgogliosi. Dall'altra parte, se condividiamo i materiali con i bambini, andiamo a valorizzare ulteriormente la partecipazione e i contributi dei loro genitori.

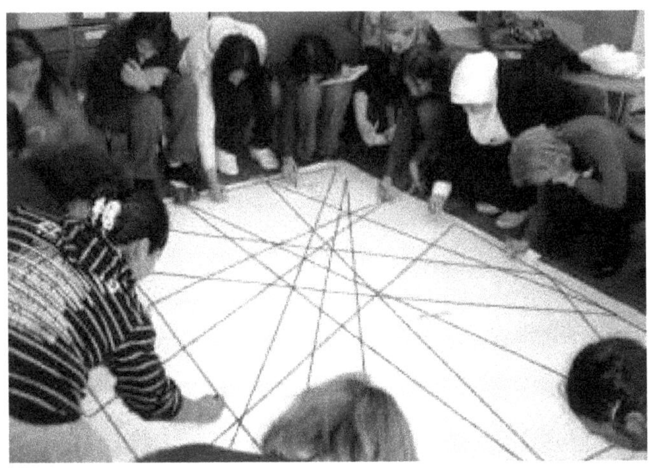

In questo senso, "LA STORIA STRAORDINARIA DEL MIO NOME" si è rivelata una esperienza molto positiva, confermando che l'attivazione e la valorizzazione di un capitale di storie può gettare ponti tra soggetti e arricchire le attività educative con i bambini.

Storytelling in ambito formativo

La metodologia dello storytelling viene utilizzata ormai da un po' di anni, sia nella formazione degli adulti che nell'apprendimento a livello di istruzione superiore.

Anche in questo ambito l'apprendimento viene facilitato dalla narrazione poiché, come abbiamo già indicato prima, tramite lo storytelling i processi di apprendimento si arricchiscono di significato e con l'aiuto di un docente/conduttore, è possibile sviluppare contesti collaborativi efficaci.

La narrazione è un linguaggio familiare per tutti, si fa a voce, per iscritto, tramite immagini, sui social media, nel web, in diretta, in differita. Il racconto di storie facilita il dialogo, la riflessione individuale e di gruppo e si può impiegare per sensibilizzare, per motivare, per rinforzare identità e anche come modalità di empowerment, oppure per facilitare la comprensione di contenuti complessi.

Petruzzi (2015)9 propone un chiaro esempio di uso della narrazione per motivare e coinvolgere i corsisti; soprattutto se l'argomento trattato riguarda un tema che, di per sé, non sveglia "passioni" fra i partecipanti.

In questo caso, si tratta di un corso normativo sul decreto che contiene le disposizioni per controllare il pericolo di incidenti rilevanti, connessi con sostanze pericolose. Petruzzi per motivare i corsisti, inizia il percorso con la cronaca "dell'incidente dal diario di un operaio della ICMESA"

"SEVESO, 10.07.1976 - Cronistoria dell'incidente

---

[9] Petruzzi, V. (2015). *Il potere della gamification.* Usare il gioco per creare cambiamenti nei comportamenti e nelle performance individuali. Milano: Franco Angeli.

dal diario di un operaio della ICMESA

Io sono nato e cresciuto a Seveso, in provincia di Milano. Seveso allora era solo il nome di un piccolo comune della Brianza. Un paese come tanti, con case, prati, persone. E fabbriche.

Tra le fabbriche della zona c'erano anche industrie chimiche, come l'ICMESA. La conosco bene perché ci lavoravo anch'io. Almeno fino al 10 luglio 1976, il giorno in cui tutto è cambiato…

Il giorno in cui la nube tossica vomitata dal reattore A-101 ha trasformato per sempre Seveso da un semplice comune della Brianza nel sinonimo di quello che allora chiamavamo il "gas misterioso" e che oggi conosciamo tutti come diossina."

La narrazione di storie in campo formativo può quindi essere una attività motivante, creativa e socializzante che rinforza il senso delle nostre azioni, contestualizzando i significati che vogliamo veicolare.

Tuttavia è fondamentale chiedersi: in base a quali elementi scegliere la storia?

Sono tante le variabili: finalità dell'attività, caratteristica del "pubblico" o gruppo da coinvolgere, motivazione, contenuti da veicolare, divertimento, lunghezza e complessità del testo, illustrazioni, supporti multimediali, caratteristiche stilistiche (utilizzo di rime, ripetizioni, ironia, aspetti umoristici), i personaggi, il tempo e lo spazio a disposizione, etc.

E ancora: come narrare una storia? Anche in questo caso vi sono innumerevoli modi di raccontarla, utilizzando una formula d'apertura che rende i racconti atemporali oppure impostare una organizzazione temporale con una determinata direzionalità (inizio-sviluppo-fine), utilizzare un linguaggio "quotidiano" o più "ricercato" e tante altre forme facendo, ovviamente, attenzione a non rendere banale questo momento speciale.

Non dobbiamo mai dimenticare che lo storytelling è la somma dei contenuti che fanno di noi ciò che siamo, orientando il nostro vissuto di vita o di lavoro, tanto da renderlo condivisibile con gli altri e accettato dagli altri.

In questo senso è interessante la proposta che offre il canale YouTube "Cultureinpentola" (creato e gestito da Paula Eleta, co-autrice di questo libro) dove persone di tutto il mondo possono raccontarsi attraverso una ricetta, con l'obiettivo di promuovere una maggiore conoscenza tra persone con storie diverse e sentimenti comuni: "Anch'io ho una ricetta del cuore e per conoscerla vi devo portare nella mia città, Bologna... Vi parlerò di una ricetta alla quale sono molto, molto legato, una ricetta della mia infanzia. Vi porto sotto i portici più famosi di Bologna, quelli della Chiesa di Santa Maria dei Servi. Durante il periodo natalizio è qui che si svolge il tradizionale mercatino, quello della Fiera di Santa Lucia... Rispolverò l'antica ricetta del castagnaccio ..." ("Il Castagnaccio di Stefano"[10]).

Un altro esempio è la storia di Martha che con la ricetta "Ahuyama farcita"[11], ci racconta della sua infanzia e della sua Colombia e, in particolare, di un suo caro ricordo di quando, da bambina, aveva accompagnato suo papà e altri bachiani in una trasferta a cavallo. In questa occasione il piatto forte era la zucca farcita con carne e formaggio stagionato. In questo caso, la zucca per le sue caratteristiche, serve da pentola (in quanto contenitore dove si cuoce la carne, le verdure e il formaggio) e poi

10 "Il Castagnaccio di Stefano". In Cultureinpentola, YouTube: https://youtu.be/-dYMyAkjbcQ
11 "Ahuyama" farcita di Martha Raquel, YouTube: https://youtu.be/x1q0XDlDgQM

tagliandola a pezzi diventa anche un piatto e inoltre si può mangiare senza le posate: ideale per i bachiani in viaggio!

Il canale Cultureinpentola è uno spazio dove ci si racconta e dove si possono ascoltare le storie di altre persone di culture vicine e lontane: "Attraverso le squisite ricette dei nostri ospiti, potremo riscoprire radici e esperienze spesso dimenticate."
(https://www.youtube.com/watch?v=y30WyFsugFk)

Insomma, lo storytelling può diventare una metodologia interessante ed efficace sia nella formazione degli adulti che nell'apprendimento a livello di istruzione superiore, in quanto modalità innovativa di conoscenza e di collaborazione con l'altro.

Inoltre, per le sue caratteristiche, il racconto di storie si può realizzare in presenza e da remoto, tuttavia, trattandosi di una modalità di lavoro sperimentale è molto importante documentare i percorsi e le esperienze per poi mettere a sistema le buone pratiche.

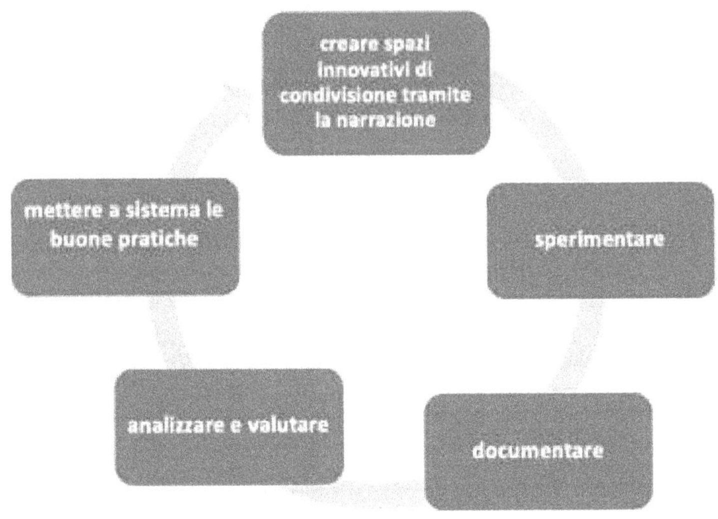

STORYTELLING IN AMBITO TERAPEUTICO

Dal campo della terapia, va notato che il linguaggio svolge un ruolo fondamentale e, di conseguenza, il racconto degli eventi vissuti. Tuttavia al momento della terapia ci sono alcune limitazioni con i minori che non hanno ancora sviluppato un linguaggio cospicuo, quindi in questo caso gli interventi vengono orientati maggiormente verso aspetti comportamentali, principalmente attraverso il gioco.

Una volta che il linguaggio è stato sviluppato e con

esso la narrazione, questo è precisamente l'oggetto dell'intervento psicologico.

A questo proposito, è importante mettere in evidenza che gli approcci della psichiatria e della psicologia clinica sono diversi per intervenire rispetto ai modi di narrare la propria vita, tutti aspetti fondamentali della salute mentale.

Sebbene storicamente potremmo ricordare la psicoanalisi come la terapia più diffusa in cui si basa l'intervento tramite eloquio, non è stata l'unica o la più attuale. Qui vale la pena ricordare che il metodo Socratico è stato sviluppato molto prima, in epoca greca classica, sulla base dell'interrogatorio di pensieri "semplici" e talvolta errati. In questo metodo l'insegnante sviluppava il pensiero del suo apprendista attraverso domande riflessive, la cui risoluzione generava progressi nel pensiero dello studente.

Cosa è importante nella vita? Oppure pensi che il denaro possa comprare tutto? sono alcuni esempi di domande che l'insegnante potrebbe porre. Non si trattava quindi del saggio che dava la sua risposta migliore, ma dell'apprendista che rifletteva su di essa e si faceva le proprie idee. Tale metodo si avvaleva anche della narrazione per fornire esempi su cui riflettere.

Questo procedimento è stato utilizzato in varie terapie come un modo per affrontare il dialogo interiore e renderlo "maturo", causando le opportune modifiche grazie alla guida delle domande poste dal terapeuta e in molte occasioni, tutto ciò attraverso favole o storie su cui bisogna riflettere.

Tramite il racconto di storie possiamo facilitare lo sviluppo della moralità, nonché creare nuove occasioni di osservazione e ascolto per valutare il livello di sviluppo raggiunto dal minore nell'affrontare situazioni ipotetiche attraverso la narrazione, in cui un'opinione deve essere espressa.

Sono noti i diversi racconti pensati per creare situazioni su cui riflettere, ad esempio, una storia in cui l'individuo immagina di avere il potere di salvare la vita di una sola persona e deve scegliere tra due, per esempio uno scienziato o un musicista. Variando le caratteristiche dei sopravvissuti, si possono conoscere i valori della persona.

Allo stesso modo, la logoterapia di Viktor Frankl (Frankl, 2014) mostra l'importanza del dialogo interiore e delle "storie" che ci raccontiamo e di come ciò influisca sulle nostre relazioni sociali e sulla nostra salute mentale.

Proprio in queste storie "intime" si basa la terapia cognitivo comportamentale, e in particolare la tecnica della ristrutturazione cognitiva, in cui si cerca di modificare il discorso interiore per renderlo più sopportabile per la persona. Facciamo un esempio di un caso estremo, un paziente con un disturbo post traumatico da stress, come quello sofferto dai militari quando sono in zone di guerra o dalle donne che subiscono uno stupro.

L'evento segnerà il discorso della persona, in un prima e dopo, ed è proprio in questa narrazione che la terapia interviene per trasformarla in una narrazione più "tollerabile".

Sebbene sia vero che l'evento vissuto non dovrebbe essere dimenticato, dovrebbe essere visto come un'altra circostanza della vita, che dovrebbe rimanere nel passato, influenzando il meno possibile la realtà presente o futura.

Per questo si lavora sulla narrazione interiore, creando le circostanze adatte per far si che la persona sia in grado di mettere in relazione ciò che è stato vissuto da diversi punti di vista, con l'intento di ridurre l'emozionalità associata a detto evento, attraverso il lavoro sul racconto della storia.

Sebbene sia stato collegato il dialogo interiore con la

terapia individuale, è importante segnalare che lo stesso lavoro può essere fatto quando si tratta di coppie o terapia familiare, in cui ciascuno dei membri ha la propria prospettiva sugli eventi vissuti e il proprio discorso interno su di esso. È compito del terapeuta favorire il confronto per far si che queste narrazioni si avvicinino il più possibile e che la loro emotività si riduca, in modo da facilitare la coesistenza pacifica tra i membri. Ad esempio, nel caso dell'anoressia, è molto importante evidenziare la distorsione cognitiva in cui il paziente ha una narrazione sulla sua vita e su se stesso che di solito non corrisponde alla realtà. Allo stesso modo, la persona depressa deve imparare ad avere un discorso interno positivo, a superare uno stato d'animo decaduto e in molti casi negativo.

STORYTELLING IN AMBITO IMPRENDITORIALE (MARKETING E COMUNICAZIONE)

Un altro ambito in cui è stato sviluppato lo STORYTELLING, è quello di marketing e comunicazione, che ha utilizzato le conoscenze su come il nostro cervello elabora e ricorda con le storie per rendere la comunicazione commerciale più efficiente ed efficace.

Ogni discorso, ogni pubblicità, ogni strategia di marketing è orientata a raccontare una storia, che si ripete più e più volte fino a rimanere nella memoria dei potenziali clienti. Non importa se la storia è reale o immaginaria, l'unica cosa che conta è che si colleghi al pubblico.

Queste storie hanno sempre una serie di componenti che le rendono vincenti nel loro ruolo di influenzare il pubblico. L'obiettivo principale è che devono emozionare, cioè devono trasmettere l'emozione individuata per poi poterla associarla a quel marchio o prodotto che si vuole vendere.

Così, e nella sfera politica, lo slogan, quella frase che riassume l'idea principale della campagna elettorale, sarà usato centinaia o migliaia di volte, in modo che il partito o il candidato politico rimanga associato a quella frase e al suo significato, ma soprattutto all'emozione che ciò provoca.

L'importanza di una buona storia è tale che ci sono professionisti che si dedicano esclusivamente a creare storie in modo che altri possano venderle, come nel caso degli sceneggiatori di film, ma anche scrittori di discorsi per politici. Questi professionisti sono artisti del parlato e sanno come dire le parole giuste per emozionare e portare il pubblico dove "vogliono".

Attualmente una delle caratteristiche più apprezzate nelle grandi aziende, dai loro dipendenti di spicco, come il CEO, è proprio la capacità di comunicare. Non basta più essere un regista o un dirigente, bisogna essere un grande comunicatore.

Tutti ricordiamo le conferenze TED che hanno avuto inizio con i grandi scienziati i quali hanno presentato i loro risultati. Oggi, chiunque abbia una "bella storia" può partecipare a TED, anche se non ha ricevuto un'istruzione o non ha scoperto una cura per una malattia.

Ogni giorno siamo esposti a migliaia di annunci pubblicitari, attraverso televisione, internet, radio o carta scritta dove ogni annuncio cerca di raccontare una storia e competere con il resto delle storie da evidenziare.

E, senza rendercene conto, queste storie cambiano la nostra percezione della vita, il modo in cui vediamo noi stessi e gli altri. Così i governi investono milioni all'anno nella pubblicità relativa alla salute, alle buone abitudini o al pagamento delle tasse, ad esempio.

Insomma, si tratta di un argomento vasto e affascinante che in questa sede non approfondiremo. Possiamo però ribadire che il racconto di storie non è unidirezionale, lo storytelling può anche agire incoraggiando la partecipazione critica e attiva nella comunicazione. Sentimenti quale gioia, tristezza, colpa, rabbia guidano il nostro comportamento e si possono analizzare e "gestire" anche grazie alle storie individuali e/o collettive.

Queste narrazioni possono raffigurare eventi reali o fittizi e prendere vita dalle proprie emozioni, conoscenze, fantasie, abilità e anche da altri aspetti della propria storia e personalità. Infatti, lo Storytelling rappresenta una palestra per l'intelligenza emotiva!

RIFERIMENTI BIBLIOGRAFICI

Antonini, S. (2020). "Il Castagnaccio di Stefano". In Cultureinpentola, YouTube https://youtu.be/-dYMyAkjbcQ

Bettelheim, B. (2003). Il mondo incantato. Uso, importanza e significati psicoanalitici delle fiabe. Milano: Feltrinelli.

Bruner, J. (1988). La mente a più dimensioni. Roma: Laterza.

Bondioli, A. (2000). Gioco e educazione. Milano: Franco Angeli.

Cambi, F. (1999). Itinerari nella fiaba, Autori, testi, figure. Pisa: Ets.

Catarsi E. (a cura di). (2001). Lettura e narrazione all'asilo nido. Bergamo: Junior. Canale su Youtube "Cultureinpoentola" https://www.youtube.com/watch?v=y30WyFsugFk

Del Favero. E. (1999). Come per incanto. Milano: Gribaudo.

Dolci M, e Eleta P.G. (2017). Il burattino poliglotta. Un approccio innovativo per l'apprendimento delle lingue seconde e straniere. Ed. Amazon - Kindle Edition e in versione cartacea: Milano.

Eleta, P. in collaborazione con Iaccarino, S. (2017). Appuntamento scuola-famiglie all'incrocio fra le culture. Guida operativa per progetti interculturali con il coinvolgimento delle famiglie nei servizi educativi (0-6 anni). Ed. Amazon - Kindle Edition e in versione cartacea: Milano

Eleta P.G. (2013). "Scuola – famiglia: una alleanza imprescindibile in un mondo al plurale". Rivista Educazione interculturale di gennaio 2013. Trento: Edizioni Erickson.

Fabbroni, F. e Faeti, A. (1983). Il lettore ostinato. Firenze: La Nuova Italia.

Frankl, V. E. (2014). The will to meaning: Foundations and applications of logotherapy. Penguin.

Franta, H., Colasanti, A. R. (1991). L'arte dell'incoraggiamento: insegnamento e personalità degli allievi. Roma: Carocci.

Herrera, M.R. "Ahuyama" farcita di Martha Raquel, In Cultureinpentola, YouTube: https://youtu.be/x1q0XDlDgQM

Levorato, M.C. (2000). Le emozioni della lettura. Bologna: Il Mulino.

Merletti, V.R. (1998). Raccontar storie. Milano: Mondadori

Mingoia, E. (1997). Nel mondo delle fiabe. Roma: Nuova Era.

Paganini, S. (2003). Ti fiabo e ti racconto, strumenti per giocare con le storie. Firenze: la Meridiana.

Petruzzi, V. (2015). Il potere della gamification. Usare il gioco per creare cambiamenti nei comportamenti e nelle performance individuali. Milano: Franco Angeli.

Rodari, G. (2001). Grammatica della fantasia. Torino: Einaudi.

Smorti, A. (1994). Il pensiero narrativo. Costruzione di storie e sviluppo della persona. Firenze: Giunti.

Zipes, J. (2004). Spezzare l'incantesimo. Milano: Mondatori.

www.ingramcontent.com/pod-product-compliance
Ingram Content Group UK Ltd.
Pitfield, Milton Keynes, MK11 3LW, UK
UKHW021921190726
13853UKWH00002B/773